인도철학강의

아카마쓰 아키히코 지음 | 권서용 옮김

AK

일러두기

1. 이 책의 인명과 지명은 국립국어원 외래어 표기법에 따라 표기하였다.

2. 책 제목은 『』로 표시하였다.

3. 본문 중 진한 글씨는 지은이가 강조한 것이다.

4. 이 책은 산돌과 Noto Sans 서체를 이용하여 제작되었다.

목차

범례

이 책에서 원전 인용은 특별히 언급하지 않는 한, 모두 필자인 제가 한 번역입니다. 이미 뛰어난 번역이 있음에도 불구하고 굳이 자신의 번역을 고집한 것은, 입문서라는 성격을 고려하여 가능한 문장을 알기 쉽고 명료하게 함과 동시에 자신의 문장 리듬을 잃지 않게 하기 위해서입니다. 이 책을 집필하면서 많은 연구와 번역을 참조한 것은 말할 것까지도 없이 그들에 대해서는 우선 감사의 마음을 표하고 싶습니다.

또한 인용문에 대해서 그것을 '시절詩節'이라는 언표 방식으로 언급하고 있는 경우가 있습니다만, 그것은 원문이 운문韻文임을 의미합니다. 다만 운문조의 번역으로 하지 않고 가능한 한 원문의 문장 의미에 충실한 산문散文 번역을 제시하고 있습니다.

본 문장 속에서 현대의 연구나 번역에 관해서 언급할 때는 저자 이름과 서명과 논문 제목을 거론했습니다. 원전에 관해서는 표준적인 교정 텍스트를 가능한 한 사용하고 해당 부분을 제시하는 기호(시절 번호나 페이지와 행 등)를 관례에 따라 제시했습니다. 의거한 원전의 다수는 산스크리트어로 기술된 것입니다. 인용문 속의 ( )는 원어나 환언에 의한 설명이라는 것을, [ ]는 원문의 의미를 보충하기 위해서 삽입한 어구임을 밝힘입니다. 다만 독자께서 쉽게 읽으실 수 있도록 배려하여 그러한 보충은 최소한만으로 하였습니다.

강의를 시작하기 전에

'인도철학'이라는 것

  인도철학의 핵심을 알기 쉽게 말하는 것, 이것은 고유명사 나열이 아니며 전문용어에 의존하는 것도 아니며 전반적인 개설을 하는 것도 아니다. 옛날 인도인들이 무엇을 어떻게 생각해왔던가를 누구라도 알기 쉽게 말하는 것, 이것이 '인도철학강의'라는 제목이 붙여진 이 신서新書에 부여된 역할이다. 그렇다고 하더라도 이 책은 '인도철학'을 기술한 책이다. 요컨대 '인도의 철학'에 관한 책이다. '인도의'라는 한정이 붙어있다고 해도 '철학'책이다. '철학'이 인간이 사고한 것, 사고해왔던 것을 의미한다면, 인도인이든 서양인이든 중국인이든 한국인이든 일본인이든 간에 인간임에는 차이가 없기 때문에 사고하는 것에도 차이가 있을 수는 없을 것이다. 그렇기 때문에 일부러 '인도의'라고 한정할 필요는 없는 게 아닌가?

  하지만 그렇다고 해도 여기서 말해야만 하는 주제가 '인도의 철학'이라고 하는 것이라면, 인도인의 고유한 사고방식이라 생각되는 것을 추려내어, 그것을 특별히 논할 것이다. 요컨대 인도 이외의 지역이나 문화에 속하는 사람들의 사고방식 '차이'에 주목하여 특히 그것을 다루려고 한다. '차이'를 알기 위해서는 공통점에 관해서도 알지 않으면 안 된다. 왜냐하면 양쪽의 사고방식이 전혀 달라서 공통점이 없다면, 한쪽이 다른 쪽을 이해하는 것은 아마도 불가능할 것이기 때문이다.

그런데 나는 인도인이 아니라 동양인이다. 동양인인 나는 인도인이 사고한 것, 생각해왔던 것에 관해서 자신의 머리로 생각하여 말하고 본다고 하는 것이 이 책의 가장 중요한 부분이기도 하지만, 인도인이 아닌 내가 과연 인도인이 사고한 것을 이해하는 게 가능할까? 그것은 불가능하지 않을까? 그것이 불가능하다면 이 책을 쓸 수가 없었을 것이다. 불가능하다고는 생각하지 않는다. 나는 인도인이 사고한 것, 사고해왔던 것을 잘 이해할 수 있다고 생각하는데, 아마도 그러한 생각이 잘못된 것은 아닐 것이다. 왜냐하면 동양인인 나도 인도인과 그만큼 다른 사고방식을 하지는 않기 때문이다. 결국 양쪽의 사고방식에는 공통점이 있다고 할 수 있다. 그렇다면 마찬가지로 서양인이나 중국인도 그 사고방식에 있어서 인도인과 공통점이 있다고 할 수 없을까?

이런 식으로 사고한 결과, 이 책에서는 '인도철학'이라는 의미에서 인도인에게 고유한 사고방식을 특별히 다루려고 하는 것이 아니라 인도인의 사고방식 속에 존재하는 인도인 이외의 사람들 사고방식과 유사한 바를 적극적으로 제시하면서 '인도철학'을 구성하는 몇 가지 주제에 관해서 고찰해보고자 하였다. 이 책 속에서 직접적으로 제시하지 않은 경우에도 그러한 것을 항상 염두에 두려고 하였다. 물론 단지 비슷한 것을 대강 보고서 '아주 비슷하죠!'라고 여러분에게 보일 수는 없다. 어떤 일에 관해서 과거의 인도인이 어떻게 사고했던가를 잘 드러내는 구체적인 말을 원전에서 인용하여 고찰하고, 그 사상의 내용을 좀 더 잘 이해하기 위해서 우리에게 친숙한 어떤 일본이나 한국 혹은 중국이나 서양의 철학자, 사상가의 사고방식, 그 사람들의 언어를 단서로 살펴보고자 한다.

무엇을 논할 것인가?

이 책에서는 인도철학을 구성하고 있는 주요한 열 개의 사고방식을 다루고, 그것을 주제로 도합 열 번의 강의를 진행할 것이다. 그들 주제는 인도철학 전체를 역사적으로 조감해보았을 때, 거기에 드러나는 각양각색의 다양한 사고방식의 기본적 구조를 이루는 것이다. 통상이라면 이러한 종류의 책은 '인도철학사'라는 제목을 붙여서 인도에서 철학·사상의 역사를 개설하는 것이 될 것이다. 인도에는 고대부터 정통철학, 요컨대 '베다'의 전통을 보존하여 유지해왔던 철학으로서 여섯 개의 학파가 있었다. 상키야와 요가, 미망사와 베단타, 니야야와 바이세시카의 각 학파다. 이들 학파에 더하여 반정통적인 사상의 흐름을 형성하는 것으로 불교와 자이나교 그리고 유물론(로카야타파)이 있고, 나아가 힌두교의 대표적인 철학으로서 시바교 철학이 있다. 또한 베다의 보조학문 가운데 하나로서 성립하고, 학파로서는 오랜 전통을 형성하고 있는 문법학파도 있다.

열 번 정도의 강의를 한다면 이것들을 매회 하나씩 다루고 기술해간다고 하는 것이 보통의 방법이고 그쪽이 깔끔하겠지만, 지면이 제한된 신서에서 그와 같은 형식을 취하면 참으로 개요만의 개설이 되어버리거나, 어쩐지 귀에 익지 않은 인물이나 경전의 이름만을 주저리주저리 열거하게 될 것이다. 그렇기에 그와 같은 것을 피하고, 이 책에

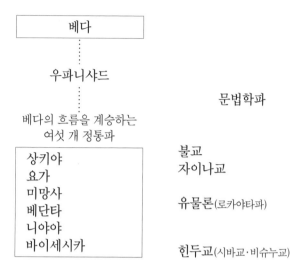

베다

우파니샤드

베다의 흐름을 계승하는
여섯 개 정통파

상키야
요가
미망사
베단타
니야야
바이세시카

문법학파

불교
자이나교

유물론(로카야타파)

힌두교(시바교·비슈누교)

서는 인도인 철학의 중심을 형성하고 있는 주제를 제시하여 그것들에 관해서 배우고 사고하려고 한다.

목차를 보면 알 수 있는 것처럼 열 개의 주제는 보통 우리가 서양철학에서 배우는 것과 다르지 않다. 특히 서양의 '형이상학'이라 불리는 것과 거의 일치한다고 말할 수 있다. 철학의 질문으로서는 오로지 '존재'에 관해서 "존재란 무엇인가?", 그리고 "그것에 의해서 이해되는 세계는 어떠한 것인가?"라는 질문에 답하고자 하는 것이다. 철학의 또 하나의 질문인 "이 세계에서 인간은 어떻게 바르게 살아갈 수 있는가?"도 물론 중요한 질문으로 고대 인도에도 있었다. 아니 실은 인도철학의 여러 학파는 모두 이 질문에 답하는 것을 자신들 철학의 역할로 삼았다고 말할 수 있다. 왜냐하면 확실히 그것은 표면상의 방침일 수밖에 없는 것처럼 볼 수도 있지만, 하여튼 인도 사상가들은 유물론자를 제외하고 모두 자기 학문의 최종 목적으로 '해탈'-인생의 괴로움='윤회'로부터의 해방-을 설하고 있기 때문이다. 거기서 설해진 '바른 삶의 방식'이 요컨대 다르마(Dharma, 法)였다. 가르침을 설한 것이 '설법說法'이지만, 새삼스럽게 설법한 사람은 불교의 개조인 고타마 붓다뿐만이 아니다. 자이나교의 사상가도 힌두교의 사상가도 모두 '법'을 설했다. '바른 삶의 방식'에 중점을 두면 인도의 사상은 '종교'와 중첩되어버릴 것이다. 여기서 지금 진행되는 강의에서는 오로지 '존재'에 관한 철학적 질문만을 다루고자 하였다. '법'에 관해서는 별도의 기회에 양보하고 싶다.

다만 여기서 꼭 말해두고자 하는 것은 이 책에서 다루고 있는 주제를 선별할 때, 나는 지금까지 읽어왔던 인도철학의 원전 중에서 자이나교의 원전을 참조하였다는 점이다. 자이나교는 불교의 개조 고타마 붓다가 활약한 기원전 6~5세기에, 마가다국이라는 같은 인도의 동부 지역에서 출가 고행자로서 활동했던 마하비라를 개조(종교 개혁자)로 하는 인도 종교다. 현대 인도에서도 신도 수는 450만 명 정도이며 인도의 총인구 0.5퍼센트도 채 되지 않지만, 사회적으로는 유력한 종교 가운데 하나다. 자이나교 사상은 상대주의적인 경향을 보이고 있다. 다른 학파와 논의할 때도, 하나의 주장을 다양한 관점에서 논하여보고, 사상의 가능성을 추구하려고 하는 자세가 보인다. 그렇기에 자이나교의 사람들은 동시대의 여러 학파의 사상을 전체적인 관점에서 고찰하는 대상으로 삼아 그것을 '학설지doxography'로서 저술한다는 것을 아주 이른 시기부터 해왔다.

그중에서도 6세기 사상가인 말라바딘Mallavādin이 저술한 『열두 개의 바퀴살[輻]로 이루어진 관점의 차바퀴 Dvādaśaraṃ Nayacakram』(이하 『관점차륜觀點車輪』)는 그와 같은 논서의 선구다. 이 원전은 유감스럽게도 현존하지 않지만 이것에 대한 싱하수리(Siṃhasūri, 6세기 후반)의 주석서 『논리탐구Nyāya·agama·anusarini』가 남아있기 때문에 우리는 이것을 참조할 수 있다. 이 책의 주제와 논술 내용의 틀은 『관점차륜』에서 힌트를 얻었다. 자 그렇다면 이제 본격적으로 강의를 시작할 것이다.

1강 인도철학의 시작과 전개
- 웃다라카·아루니의 등장

철학의 시작

본론으로 들어가기 전에 우선 고대 인도에서 철학은 어느 시대, 어떻게 해서 시작되었는가를 고찰하고자 한다. 이 세계에서 '철학' 그것이 시작된 것은, 기원전 6~5세기경의 그리스라고 여겨진다. 다만 '철학'이라는 것을 '세계와 인생에 관한 이성적인 자유로운 반성'(노다 마다오 野田又夫,『세 개의 철학 전통哲學의 三つ의 傳統』)과 같은 큰 의미에서 파악하면, 그와 같은 활동은 고대 그리스뿐만 아니라 인도와 중국에서도 같은 시기에 일어났다고 말할 수 있다. 그리고 널리 알려진 바와 같이, 거기에 보이는 것은 '신화적 사고'에서 '철학적 사고'에로의 이행이다. 신화는 신들의 행위나 세계의 시작, 인간의 탄생에 관해서 말하는 것이다. 세계에 관한 사건을 신들의 사업과 결합하여 설명하는 것이 신화적 사고다. 인도에서도『베다Veda』나『브라흐마나Brāhmaṇa』와 같은 문헌에는 신화적 사고가 분명히 보인다. 이것에 대해서 철학적 사고는 세계의 배후에 보편적인 원리의 활동을 인정하고 추상적인 개념과 논리적인 언어 사용으로 세계의 성립을 설명하려고 하는 것이라고 할 수 있다.

그렇다면 인도에서 그와 같은 철학적 사고는 언제 시

작되었을까? 인도에서 가장 오래된 문헌인『리그·베다 Ṛg·veda』는 기원전 1200년경에 완성되었다고 말해진다. 덧붙여서 고대 인도의 문헌에 관해서 말하면, 그 성립연 대가 확실한 것은 하나도 없다. 대부분은 상대적으로 결 정될 뿐임을 기억해둘 필요가 있다.『리그·베다』는 전부 열 권으로 이루어진 1천여 개의 시편의 집성이다. 거기 에 포함된 시 대부분이 신들에게 바쳐진 것이며, 긴 시간 에 걸쳐서 완성되기에 이르렀다. 베다에는 그 외에『사 마·베다 Sāma·veda』『야주르·베다 Yajur·veda』『아타르바·베 다 Atharva·veda』의 세 가지가 존재하지만, 마지막『아타르 바·베다』는 기원전 1000년경에 성립했다고 여겨진다.

  그것에 이어서『브라흐마나』나『아란야카 Āraṇyaka』라 고 불리는 문헌군이 성립한다. 이것들은 베다 제식 규 정의 설명이나 해석을 내용으로 하는 것이기 때문에 때 로 철학적 요소가 보이지만 그 사고는 신화적이라 말해 도 좋을 것이다. 이것에 대해서 베다 문헌의 마지막에 위 치하는-그러므로 베단타(Vedānta, 베다의 끝)라고도 불리 는-『우파니샤드 Upaniṣad』문헌에서는 우주의 원리나 인 간의 본질에 관한 탐구가 보이기 때문에 인도에서 철학 적인 사색은『우파니샤드』에서 시작한다고 보는 전문가들도 있다. 우파니샤드 문헌의 가장 고층에 속하는 『브리하드·아란야카·우파니샤드Bṛhad·āraṇyaka·upaniṣad』나 『찬도기야·우파니샤드Chāndogya·upaniṣad』의 성립은 기원전 6세기 무렵이라고 말해지며, 불교나 자이나교가 발흥하고 고대 인도가 새로운 사상 상황을 맞이하기 직전의 일이었다.

『찬도기야·우파니샤드』 6장

　인도철학의 시작에 관해서 고찰하기 위해 우선 여기서는 『찬도기야·우파니샤드』 6장을 다루기로 한다. 이 장은 '그대는 그것이다tattva tvam asi'라는 예부터 유명한 우파니샤드의 문구-'대문장大文章'이라 불리는-를 포함하는 것도 있어서, 지금까지도 다수의 연구에 의해 논해져 왔다. 거기서 말해진 내용은 앞에서도 언급한 바와 같이 신화적 사고단계에서 철학적 사고단계로의 이행을 시사하는 것으로 인도에서 철학의 시작이라 말해지기도 한다.

　우파니샤드를 대표하는 사상가로는 야즈냐발키야Yājñavalkya와 웃다라카·아루니(Uddālaka·Āruṇi, 실존했다고 한다면 모두 기원전 7세기)의 두 사람이 있지만, 이 장은 웃다라카·아루니와 그의 아들 슈베타케투Śvetaketu의 대화에서 전개된다. 전체는 16절로 구성되며 그 내용에 관해서 통상은 1절에서 7절까지의 전반과 8절에서 16절까지의 후반 두 개 부분으로 나누어서 논해지고 있는 것이 많지만, 철학적 사고라고 말해지는 것이 어떻게 표현되는 것인가, 이 강의에서는 그 표현 등에도 주의하면서 진지하게 읽어가도록 할 것이다.

웃다라카의 교시

(1)그것에 의해서는 지금까지 들린 적이 없는 것도 모두 들리게 되며, 지금까지 생각된 적이 없는 것도 생각되며, 지금까지 알려진 적이 없는 것도 알려지게 되는 저 아띠샤를 그대는 스승에게 여쭈어보았는가?(6·1·3)

웃다라카의 아들 슈베타케투는 베다를 배우기 위해서, 열두 살 때 스승의 문하에 제자로 입문하여 12년에 걸쳐서 베다를 모두 배우고 난 뒤, 의기양양하게 부친의 슬하로 돌아왔다. 그 아들에게 부친이 한 말이 위의 교시다.

세계의 모든 현상을 표현할 수 있는 단 하나의 수식을 발견하기 위해 현대의 물리학자들은 씨름해왔다. 물론 고대 인도에는 그와 같은 물리학도 없었지만, 법칙을 수식으로 표현한다는 관념도 없었을 것이다. 하지만 세계의 모든 현상을 근원적으로 파악 가능한 언어 혹은 원리를 손에 넣고 싶다는 바람을 갖는 것은, 현대인이나 지금으로부터 2500년 전의 인도인도 마찬가지다.

이 세계의 다양한 현상을 단지 신들의 개개 사업으로서 말하는 것이 아니라 그 세계를 움직이는 하나의 원리-가령 그것이 '신'이라 불린다고 해도 그 신은 역시 신들 속 하나의 신은 아닐 것이다-나 보편적인 법칙에 따라 설명하고자 하는 사람들이 시도했을 때 철학이 시작되는 것이라면, 웃다라카의 이 말은 확실히 아들을 철학으로 인도하는 학업 시작의 종bell이 되었다. 하지만 코가 납작해진 슈베타케투는 망설일 뿐이다. "그 아띠샤라고 하는 것이 도대체 어떠한 것입니까? 존경하는 아버지시여!"라고 아들은 반문하는 것 이외 달리 할 말이 없었다. 이 '아띠샤'가 의미하는 바에 관해서는 지금까지 이미 몇 가지 논고가 이루어져 있어 다양한 번역어가 제시되었다. 원래의 의미는 '교시教示'다. 다만 위의 문장을 보면 알 수 있는 것과 같이 무엇인가 특별한 의미를 지닌 말인 것처럼 생각된다.

여기서 '아띠샤'의 구체적인 내용에 관해서는 지금까지 살펴본 문장 속에서 웃다라카에 의해서 여러 가지로 설명되기 때문에 그 속에서 확인할 수 있을 것이다. '아띠샤'의 특별한 의미에 관해서 어떠한 번역어가 주어질 수 있는가라고 하면, 우파니샤드에 특징적으로 보이는 사고방식인 '근원적 일자와 현상계 사물들과의 동일화'의 관계에서 이 말의 의미를 파악하여 '등치等値', '동치同値', '동치同置' 혹은 '대치代置' 또는 '대치법代置法' 나아가 '신비적 동일화의 원리'라든가 '치환의 원리'와 같은 문맥상의 의미를 고려한 번역어가 부여되어왔다.

다만 이들 번역어에서는 보기 어려워져 버렸지만 우선 확실히 해두고 싶은 것은 이 말이 언어에 의한 언명을 함의하고 있다는 것이다. 요컨대 어떤 원리적인 사건에 관해서 "그것은 ~이다"라고 그것과 구체적인 사물을 결합하여 등치적으로 언어에 의해서 명시하는 것, 치환하는 것이 '아띠샤'다. 그런데 여기서 주의해두지 않으면 안 되는 것은 "그것은 ~이다"라고 하는 '아띠샤'의 언명은 보통의 주어-술어 구조의 서술과는 다르다는 것이다. 서술의 경우 주어의 위치에 오는 것은 개체이며, 술어의 위치에 오는 것이 보편이다. 예를 들면 "이것은 꽃이다"라는 문장의 경우 '이것'은 개체를 지시하고, '꽃'은 보편을 가리킨다. 그러나 '아띠샤'라고 불리는 언명의 구조는 "그것(원리=단칭명사)은 이것(개체=단칭명사)이다"라는 형태로 양자의 등치관계를 표현하는 것이다. 이 '아띠샤'의 문법학상의 중요성에 관해서는 8강 바르트리하리를 논할 때 언급할 것이다. 그런데 아들에게 질문을 받은 웃다라카는 비유를 제시한다. 이것도 또한 대단히 유명한 부분이기 때문에 이하의 강의에서도 반복적으로 다루게 될 것이다.

변용과 '언어에 의한 파악'

> (2)아들이여! 가령 모든 흙에서 만들어진 것은 하나의 흙무더기에 의해서 알려진 것이 될 것이다. 변용은 언어에 의한 파악이며, 언어에 의한 명명이다. '흙이다'라는 이것만이 진실이다. … 아들이여! 아띠샤라는 것은 이런 식의 개념인 것이다. (6·1·4-6)

이 부분에 관해서도 지금까지 많은 논의가 이루어져

왔다. 여기서는 그들 견해를 근거로 번역을 제시했다. 무엇보다도 이것은 쓸데없는 해석을 하지 않고 단순히 구문 그대로 번역하면 이렇게 된다는 것을 제시하였다.

우파니샤드에 관해서는 후세의 베단타파의 대사상가인 상카라(Shaṅkara, 기원후 8세기 전반)가 주요한 우파니샤드 주석을 부가하고 있으므로 상카라의 해석에 따르는 것도 많지만, 그러한 것도 여기서는 하지 않는다. 번역을 한 것은 4단락뿐이며 그것도 중략한 것이지만, 다음 5단락에서는 '흙무더기' 대신에 '구리의 염주알'을, 6단락에서는 '흙무더기' 대신에 '쇠손톱깎이'를 대치하고, '흙이다' 대신에 '구리銅다', '철鐵이다'라고 했을 뿐 다른 단어는 같다. 이 문장의 주된 취지는, 가령 항아리나 단지 등과 같은 개체는 본래는 흙으로 만들어진 변용물에 지나지 않는 것이며 실제로는 그것들은 모두 '흙'이라는 것이다.

인도 논리학을 전문으로 한 사람들의 눈에는 이 문장은 매우 논리적인 것으로 보인다.

[주장] 항아리는 흙이다.
[이유] 흙으로 만들어진 것이기 때문이다.
[유례] 모든 흙으로 만들어진 것은 흙이다. 하나의 흙무

더기와 같이

라는 논증식과 같은 것을 말하고 있다.

　하여튼 웃다라카가 이 비유를 통해 말하고자 하는 것은, 다음에 보는 바와 같이, 현상계의 사물들이 근원적 일자인 '있는 것'의 '변용'이다. 여기서는 그 '변용'이 "언어에 의한 파악이며 언어에 의한 명칭이다"라고 말해지는 것이다. 이것에 이어서 "'흙이다'라는 이것만이 진실이다"라고 기술하기 때문에 변용물 쪽은 이름만의 존재이며 실재가 아니라고 하는 것이 되지만, 지금은 그 점에는 깊이 들어가지 않을 것이다. 여기서는 세계를 성립하게 하는 일자(근원)와 다자(현상)의 관계를 어떻게 설명하는가 하는 인도철학을 관통하는 가장 중요한 주제가 부상하고 있다는 것, 그것이 변용 요컨대 다양하게 모습을 바꾸고서 드러나지만, 그 본질(혹은 본체)은 같다고 여겨지며 그것이 언어의 활동과 결합하고 있다는 것을 확인한다면 좋을 것이다. 다음으로 웃다라카는 비유를 사용하지 않고 근원적 일자에 관해 계속해서 다음과 같이 기술한다.

세계의 시작과 '있는 것'

(3)아들이여! 태초에 이 세계는 '있는 것'(sat)과 다름이 없었다. 그것은 다만 일자로서 존재하고 두 번째를 지니지 않았다. 이 점에 관해서 어떤 사람들은 말한다. "태초에 이 세계는 '없는 것'(asat)과 다름이 없었다. 그것은 다만 일자로서 존재하고 두 번째를 지니지 않았다. 그 '없는 것'에서 '있는 것'이 생겼다"라고. 그러나 아들이여! 도대체 어떻게 해서 그와 같은 것이 있을 수 있을까라고 그(웃다라카)는 말했다. 도대체 어떻게 해서 '없는 것'으로부터 '있는 것'이 생겨날 수 있을까? 그러한 것이 아니라 아들이여! 태초에 이 세계는 '있는 것'과 다름없었다. 그것은 다만 일자로서 존재하고, 두 번째를 지니지 않았던 것이다. (6·2·1-2)

우리가 머무는 이 세계의 시작은 어떠한 것이었을까? 그때 무엇이 있었던 것일까? 세계의 성립을 질문하는 것이 철학이라면 근본에는 이와 같은 질문이 있었을 것이다. 그 질문에 답하는 것으로서 철학 이전에는 우주 창조의 신화가 있었다. 인도에도 그와 같은 신화는 다수 존재하며, 그 다수가 인격화된 신에 의한 창조 신화-가령 천

개의 눈과 머리와 발을 가진 푸루샤(puruṣa, 原人)가 이 세계를 창조했다-로서 말해져 왔다. 그러한 과정에서 이미 『리그·베다』에서 "그때(태초에) 유도 없었고 무도 없었다. 허공계도 없었고, 그 위의 하늘도 없었다. 무엇인가가 발동하여 어디에 누구의 비호하에. 깊어서 헤아릴 수 없는 물(水)은 존재하기는 하는 것일까"(10·129. 쓰지 나오시로辻直四郎 옮김, 『리그베다 찬가リグヴェダ讚歌』)라고 구가謳歌되고 있는 것은 주목할 만하다.

이 '우주 개벽의 노래'는 『리그·베다』 철학사상 최고봉을 시사하는 것으로 신화의 요소를 제외하고, 인격화된 창조신의 냄새를 벗어나서 우주의 본원을 절대적 유일물에 귀속시킨다"(쓰지 나오시로, 같은 책)고 말해지는 바와 같이, 추상성이 높고 확실히 철학이라고 말해도 좋을 것 같은 사상을 기술하고 있다. 위의 우파니샤드 (3)의 문장은 이와 같은 신화적인 사고의 전개 과정에서 생겨난 것이다. 그것은 웃다라카가 어떤 사람들의 견해로서 '없는 것'에서 '있는 것'이 생겼다고 하는 주장을 가지고 와서 그것을 부정하고 있는 것에서도 알 수 있다.

'없는 것'이 있었다

태초에 있었던 것은 '없는 것'이었다고 말하는 것은, 『찬도기야·우파니샤드』 3장 19절이다. "세계의 시작에서 이 세계는 '없는 것'이었다. 그것이 '있는 것'이었다. 그것은 성장했다. 그것은 알이 되었다. 그 알은 잠시 1년간 거기에 있었다. 그것으로부터 그것은 나누어졌다. 껍질의 반은 은(銀), 나머지 반은 금(金)이 되었다. 은이었던 것이 대지(大地)이며, 금이었던 것이 하늘(天空)이다. …" 이 '없는 것'은 비존재를 의미하는 것이 아니라 근원적 일자로서의 '없는 것', 요컨대 그것으로부터 질서 지어진 세계(코스모스)가 생겨난 바의 구별이 없는 혼돈의 실체(카오스)를 의미하고 있다. 따라서 기독교 신학적인 '무로부터의 창조'-신만이 있었고 그 외는 없었다. 신은 이 무에서 하늘과 땅을 창조했다고 한다-와는 전혀 다른 관점이라는 것은 종래 말해져 왔던 그대로다.

요컨대 이 '없는 것'은 다른 우주 창조 신화에서 '있는 것'이나 프라자파티Prajapati라 불리는 창조신과 같이 원초적인 일자이지 '비존재'라는 추상개념은 아니었다. 그것은 여기서 '없는 것'이 알이 되어 이윽고 두 개로 나누어진 그 껍질이 하늘과 땅이 되었다고 말해지는 것에서도 이해할 수 있을 것이다. 여기서 말해지고 있는 것은 실로 우주 창조의 신화다. 이것에 대해서 웃다라카는 "도대체 어떻게 해서 '없는 것'으로부터 '있는 것'이 생길 수 있을까?"라고 단언한다. 여기서 신화에서 철학으로 전환을 볼 수 있다. 그런데 웃다라카의 교시는 더 전개된다.

일자와 다자를 매개하는 세 개의 존재

(4)그것('있는 것')은 (다음과 같이) 사려했다. 나는 다자가 될 것이다, 나는 증식하고 싶다. 그것은 열(熱)을 낳았다. 그 열이 사려했다. 나는 다자가 될 것이다, 나는 증식하고 싶다. 그것은 물[水]을 낳았다. 그러므로 사람은 뜨거운 곳에서는 어디서든 반드시 땀을 흘린다. 그것으로부터 다름 아닌 열에서 물들이 나오게 되는 것이다. 그들 물들은 사려했다. 우리들은 다자가 될 것이다, 우리들은 증식하고 싶다. 그것들은 음식물(食物)을 낳았다. 그러므로 비가 내리는 곳에는 어디서든 반드시 음식물이 풍부하게 자라는 것이다. 그것으로부터 다름 아닌 물들로부터 음식물 일반이 생겨나게 되는 것이다. (6·2·3-4)

이것은 분명히 신화적인 이야기다. 인도의 우주 창조 신화 대부분은 원초의 일자가 자기 증식하고 있다고 하는 이야기가 되고 있고, 신이 작자가 되어 재료를 사용하여 세계를 창출한다는 이야기는 『리그·베다』에 보이는 비슈바카르만(Viṣvakarman, 조일체자造一切者)의 신화 같은 것이다. 여기서 주목해야 하는 것은 근원적 일자에서 열과 물과 음식물 세 개의 존재가 생기게 된다고 말해지는 것이다. 그런데 근원적 일자가 어떻게 해서 현상계의 사물들이 될 수 있는가? 세계의 시작에서는 이 세계는 일자뿐이었다고 말해져도, 현재 우리가 살아가는 이 세계는 다종다양한 사물과 사상事象으로 가득 차 있다. 도대체 어떻게 해서 일자가 다자로 되는가?

앞서 본 것은 이것을 언어에 의한 다양화로서 설명하였지만, 여기서 제시되는 것은 이 세계에 존재하는 모든 것은 그 어떠한 것이든 기본적인 실체의 조합에 의해서 가능하다고 하는 생각이다. 가령 고대 그리스에는 엠페도클레스(Empedoklēs, B.C. 493년경 그리스 출생~ B.C. 443년경 사망 고대 그리스의 철학자, 유물론자, 의사, 시인)가 일자와 다자 사이에 불·공기·물·흙 네 개 기본원소를 두고 있다. 중국에도 목·화·토·금·수를 원소로 헤아리는 오행설에 따라

삼라만상을 설명하는 사상이 있었다.

인도에도 지·수·화·풍의 네 원소를 기본적인 구성요소로 하는 사고가 출현한다. 그와 같은 일자와 다자를 매개하는 요소로서 여기서는 '열'과 '물'과 '음식물'이 제시되는 것이다. 이러한 사고는 다음 절에서 다음과 같이 전개된다.

(5)이들 [이 세계]의 생물들의 종은 다만 세 종뿐이다. 알에서 생기는 것, [다른] 생명(모태)에서 생기는 것, 싹에서 생기는 것이다.

새나 뱀 등은 난생동물로 분류된다. 알은 따뜻해야만 부화하기 때문에 '열'에서 생기는 것이다. 태생동물은 인간이나 소 등의 포유류다. 모태는 양수로 가득 차 있어서 '물'에서 생기는 것이다. 싹에서 생기는 것은 물론 식물植物이다. 식물은 싹 즉 '음식물食物'에서 생기는 것이다. 이와 같이 여기서는 이 세상에 존재하는 모든 것이 열이라든가 물 혹은 음식물 등 이들 가운데 무엇인가에서 생긴다는 설명을 하고 있다. 나아가 이 세 개를 요소로 하는 설명을 웃다라카는 계속해서 이어간다.

브라흐만과 아트만

(6) 실로 그 신격(있는 것)은 사려했다. '그런데 나는 이
들 세 개의 신격(열·물·음식물)에 개체의 생명인 이 자
기(아트만)를 가지고 진입하여, 명칭과 형태[명색名
色]를 다양하게 구분하여 만들어낼 거야.' '나는 그
들 세 개의 신격 하나하나를 세 개의 요소에서 이
루어지는 것으로 만들어낼 거야.' [거기서] 이 신격
은 그들 세 개의 신격에 개체의 생명인 자기(아트만)
를 가지고 진입하여, 명칭과 형태를 다양하게 구분
하여 만들어냈다. 그리고 그들 세 개의 신격 하나하
나를 세 개의 요소에서 이루어진 것으로 만들어냈
다. (6·3·2-4)

증식하려고 사려했던 태초의 '있는 것'은 이렇게 해서
앞서 생긴 열·물·음식물의 세 개 요소 각각에 개체의 생
명인 자기(본질)를 가지고 진입하여, 세 개의 요소로부터
구성된 것으로서 이 현상계의 사물들을 만들어냈다. 이
설명도 몇 가지 신화적 반향을 남기고 있지만, 그 한편으
로 근원적 일자가 다양한 사물과 사상事象으로서 현상계
에 개별적으로 현현하는 원리로서 여기서 '명칭과 형태'

가 제시되고 있는 것에 주목해야 할 것이다. 앞서 일자에서 다자로의 '변용'을 설명하기 위해서 '언어에 의한 파악'이 말해졌지만 여기서는 '명칭과 형태'라는 원리에 의해서 그것이 설명되고 있다.

근원적 일자가 어떻게 해서 현상계 사물들로서 현현하게 되는가, 만들어내는가 하는 질문은 존재 근원에 관한 질문이며, 이 책의 중심 주제다. 이 뒤의 강의에서도 '근원적 일자', '자기(아트만)', '명칭과 형태'는 반복해서 제시되는 개념이기 때문에 여기서 간단하게 설명해두고자 한다. 우선 지금 강의하고 있는 웃다라카 교시에서 '있는 것'이라 말해지는 '근원적 일자'는 우파니샤드 사상에서 우주 최고 원리로 간주하며, 뒤의 인도 사상 전개 속에서도 항상 절대적이며 영원불변 실재로서의 위치를 점하는 '브라흐만'을 가리키는 것이다. '브라흐만'이란 신성이며 영력을 가진 절대적인 언어를 의미하지만, 이윽고 그 영력 그것을 의미하게 되었다. 그것이 '있는 것' 요컨대 존재의 근원에 '존재하는 것'으로 간주되었던 것이다.

한편 브라흐만과 함께 중요한 것은 '아트만'이다. '아트만'은 근원적인 존재로서 '브라흐만'의 동의어로 사용되는 것도 있지만, 오로지 현상계의 사물들 각각이 가진 개체로서의 본질을 의미한다. 따라서 신체에 대한 '혼', 타자에 대한 '자기', '그것 자신', '개아'와 같은 의미로 사용되는 것이 많다. 우파니샤드 사상의 중심에 있는 것은 브라흐만梵과 아트만我의 동일화, 즉 '범아일여梵我一如'라고 말해지지만, 이것이 의미하고 있는 것은 우주의 원리와 개체의 원리의 일체화라는 것과 다름없다.

'명칭과 형태'가 세계를 만든다

'명칭과 형태'는 우파니샤드에서는 (6)의 문장에서 본 바와 같이 일대의 복합어로서 드러나는 것이 많고, 일자가 다양한 모습을 취하여 현상계에 드러나게 되는 경우의 '개체화'의 원리를 표현하는 것이다. 독자 중에는 이 문장의 "'명칭과 형태'를 다양하게 구분하여 만든다"라는 약간 애매한 표현에 대해 신경이 쓰이는 분들도 계실 것이다. '명칭과 형태'를 '구분한다'라는 것인가, 그렇지 않으면 '만들어낸다는 것인가'라고. 실은 여기가 포인트다.

"구분하여 만들어낸다"라고 여기서 번역한 동사의 원형은 '비-아-크리vy-ā-kṛ'다. '만든다'를 의미하는 동사 '크리'에 '구분'을 의미하는 접두사의 '비'와 '아'가 붙은 형태다. 원문에서 이 동사는 1인칭 단수의 명령형이 된다. 명령이라는 것은 타자에 대해 하는 것, 요컨대 2인칭으로 이루어진 것이며, 1인칭의 명령형이라는 것은 이상하다고 생각하는 사람도 있겠지만, 산스크리트에는 그러한 용법이 존재하고 '자기 자신~하려고 한다'라는 의미로 사용된다.

그렇다면 '구분하여 만들어낸다'라고 하는 것은 어떠한 의미일까? 여기서는 참고를 위해서 같은 문맥에서 사용되는 예를 『찬도기야·우파니샤드』와 함께 초기 우파니샤드 가운데 가장 중요한 것인 『브리하드·아란야카·우파니샤드』에서 살펴보도록 하자.

실로 그때 세계는 아직 분화되지 않았다. 그것(세계)은 '명칭과 형태'에 의해서 구분되었다. 그것은 이러이러한 명칭을 가지며 이러이러한 형태를 하고 있다고. 그러므로 오늘날에도 이 세계는 '명칭과 형태'에 의해서 구분되는 것이다. '그것은 이러이러한 명칭을 가지며, 이러이러한 형태를 하고 있다'라고. 그리고 그것(아트만)은 이 세계에서 손톱 끝만큼이나 미세한 존재까지 진입했다.

위의 한 문장은 "태초에 이 세계는 '인간의 모습을 한 아트만'과 다름없었다"라는 문구로 시작하는, 아트만에 의한 세계 창조 이야기의 한 구절이다. 요컨대 미분화의 상태에 있는 세계란 아트만=브라흐만과 같다. 이 아트만이 '명칭과 형태'에 의해서 세계를 요컨대 자기 자신을 구분하고 손톱만큼이나 작은 미세한 사물들 속에까지 진입해 들어가 '명칭과 형태'로부터 이루어지는 세계를 만들어냈다고 하는 것이 이 이야기다. 이 문장에서는 동사의 '비-아-크리'는 수동태의 3인칭 단수 과거 '구분되었다'와 현재 '구분된다'의 형태를 취한다.

이 이야기에서 알 수 있는 것처럼 '명칭과 형태'는 구분의 원리임과 동시에 구분된 결과로서의 이 세계를 구성하는 개별적인 사물들의 존재 방식이기도 하다. 게다가 위의 이야기에서도 분명한 것처럼 근원적 일자는 '자기 분절'하여 이 세계를 만들어내는 것이다. (6)의 문장에서도 말해지고 있는 것은 똑같다. "'명칭과 형태'를 다양하게 구분하여 만들어낸다"라고 하는 것은 일자(브라흐만)가 '명칭과 형태'를 원리로 하는 자기를 분절화하여 개별적인 '명칭과 형태'에 의해 구성되는 이 현상계를 만들어낸다는 것이다. 일자의 자기 분절에 관해서는 9강에서 상세하게 살펴볼 예정이다. 여기서는 다음으로 논의를 진행해가도록 하자.

　다음으로 웃다라카는 현상계의 사물이 어떻게 해서 열과 물 그리고 음식물 세 요소의 조합에 의해서 성립하는가를 몇 가지 예를 들어 아들에게 교시한다.

현상계에서 세 요소로부터 이루어지는 것

　(7)불에 있어서 붉은 색깔 모양은 열의 색깔 모양이다. 흰 색깔 모양은 물의 색깔 모양이다. 검은 색깔 모양은 음식물의 색깔 모양이다. [이처럼] 화성(불에 존재하는 불의 성질)은 불에서 소멸해버렸다. 변용은 언어에 의한 파악이며, 언어에 의한 명명이다. '세 개의 색깔 있는 모양이다'라는 이것만이 진실이다. (6·4·1)

　가령 '불'이라는 현상은 열과 물 그리고 음식물이라는 세 가지 요소의 조합으로 환원될 수 있어서 그것은 실제로 불로 있는 것이 아니다. 그것은 세 가지 요소 변용일 뿐이며 '불'이라는 언어에 의해서 파악되고, '불'이라는 언어에 의해 명명된 데 지나지 않는다는 것이 주된 취지다.

여기서 다시 "변용은 언어에 의한 파악이며, 언어에 의한 명명이다"라는 문구가 반복되지만, 이전의 존재가 어디까지나 비유적 설명이었던 것에 대해서 여기서는 현상계 다양성을 설명하고 있는 것에 주의하지 않으면 안 된다. 웃다라카는 계속해서 태양, 달, 곡식을 제시하여 같은 문구를 반복한 뒤에 다음과 같이 말한다.

(8)실로 이것이야말로 과거의 위대한 가장들, 학식이 뛰어난 현자들이 다음과 같이 항상 말했다. '지금 누구도 우리에게 아직 듣지 못했던 것, 아직 생각하지 못했던 것, 아직 알지 못했던 것을 말할 수가 없을 것이다.' 왜냐하면 그들(가장이나 현자들)은 그들(세 개의 색깔 모양)에 의해서 그와 같이 [이미 모든 것을] 알고 있기 때문이다. 지금까지 붉은 것처럼 생각되어왔던 것, 그들은 그것을 '그것은 열의 색깔 모양이다'라고 이해했다. 지금까지 검은 것처럼 생각해왔던 것, 그들은 그것을 '그것은 음식물의 색깔 모양이다'라고 이해했다. 지금까지 알려지지 않은 채로 존재했던 것처럼 생각해왔던 것, 그들은 그것을 '그것은 바로 이들 [세 개의] 신격들의 집합체다'라고 이해했

다. (6·4·5-7)

현상계 모든 사물의 성립을 세 개의 기본적인 요소의 조합에 의해서 이해한다는 이 사고방식은 현상계의 다양성을 원소들의 결합, 집합에 따라 설명하는 원자론적인, 혹은 유물론적인 세계관-인도에서는 바이세시카파에 의해서 대표되는 사상-으로의 길을 개척하는 것이다. 이 점에 관해서는 10강에서 언급할 예정이지만 여기서는 조금 더 웃다라카의 교시를 들어보기로 하자. 웃다라카는 다음 절에서는 이 세 가지 요소의 조합이 인간에 있어서 어떻게 실현되고 있는가를 아들에게 가르치려고 한다.

인간 속의 세 가지 요소로 이루어진 것

(9)음식물을 먹게 되면 세 부분으로 나누어진다. 그것을 구성하는, 가장 조대한 요소는 똥이 된다. 중간의 요소는 살이 된다. 가장 미세한 것은 사고력(manas)이 된다. 물을 마시게 되면 세 부분으로 나누어진다. 그것을 구성하는, 가장 조대한 요소는 오줌이 된다. 중간의 요소는 피가 된다. 가장 미세한 것

은 숨(prāṇa)이 된다. 열을 먹게 되면 세 부분으로 나누어진다. 그것을 구성하는, 가장 조대한 요소는 뼈가 된다. 중간의 요소는 골수가 된다. 가장 미세한 것은 언어가 된다. 아들이여! 왜냐하면 사고력은 음식물에서 이루어지고, 숨은 물에서 이루어지고, 언어는 열에서 이루어지기 때문이다. (6·5·1-4)

인간존재를 지탱하는 가장 중요한 것으로서의 사고력과 숨과 언어도 또한 그 요소로 환원한다면 음식물과 물 그리고 열의 세 가지 요소 조합으로 이루어진다는 것이다. "사고력은 음식물에서 이루어지고, 숨은 물에서 이루어지고, 언어는 열에서 이루어진다"라는 문구가 이 뒤에도 계속해서 반복되면서 이 우파니샤드의 전반부는 종결된다.

지금까지의 정리와 전망

여기서 2강 이후에 다루게 될 주제와의 관련을 생각하면서 이 우파니샤드에서 말해진 것을 정리해두고자 한다. 이 세계를 근본에서 성립시키는 근원적 일자와 현재 우리가 살아가는 세계의 다양한 사물들과의 관계를 어떻게 설명할 것인가? 일자에서 다자는 어떻게 해서 생기는 것일까? 웃다라카에 의해서 교시된 것은 이와 같은 질문에 대한 답이다. 거기에는 일자가 자기 증식한다고 하는 다분히 신화적인 이야기가 혼재되어있지만, 이 세계에 존재하는 사물들이 존재할 수 있는 것은, 요컨대 사물로서 '있는 것'이 되는 것은 원초의 '있는 것'이 그것들에 진입하기 때문이라는 사고가 제시되고 있다. 좀 더 철학적으로 언어를 환언하면 본질과 존재의 관계를 생각하는 것, 혹은 존재 그것을 생각하는 것과 같을 것이다. 요컨대 '있다'라는 것은 어떠한 의미냐는 것이다.

또한 '있는 것'이 모든 것의 본질로서 혹은 존재 그것으로 그들 안에 진입하고 있는 것이라면 그들 모두는 본래 하나일 것이다. 그것이 왜 개별화하여 다자가 되는가? 이 질문에 대한 답이 그것들은 '언어에 의한 파악'(분절화)에 지나지 않는다는 것이다. 현상적 사물들이 존재하는 것의 기반은 언어다. 이것이 웃다라카가 통관通觀한 또 하나의 진리였다. 하지만 언어에 의한 파악이란 개념에 따른 인식의 의미일 것이다. 그렇다면 도대체 그것은 누구의 언어이며 인식인가? 근원적 일자가 언어를 발화하여 스스로 인식하고 자기를 분절화하여 이 세계에 다양하게 현현하는 것이라면 자기 증식의 신화에 머무는 것과 같아서 그것은 철학이라고 할 수 없다. 언어와 인식은 우리들 측에 있는 것이다. 우리 자신이 언어(개념)를 사용하여 어떻게 사물들을 인식하는가? 우리들의 인식은 근원적 일자에 다다를 수 있는가? 우리는 어떻게 해서 존재를 인식하는가?

웃다라카에 의해서 제기된 세계의 성립에 관한 질문은 이렇게 해서 '존재와 인식'에 관한 질문이 되는 것이다. 이것은 이 강의의 전체를 일관하는 주제지만 2강에서 그 시작의 모습을 보게 될 것이다. 3강에서는 근원적 일자란 무엇인가를 새삼스럽게 질문한다. 웃다라카는 그것을 '있는 것'이라 하였다. 하지만 세계의 근본원인으로서 '운명'이나 '시간'을 상정하는 주장도 있고, '자성自性'을 상정한다든지 일자 없는 구성요소의 집합을 생각한다든지 하는 주장도 있다. 그 근원적 일자로부터의 전개(개체에로의 진입) 혹은 전변이라는 것에 의해 세계 창조의 과정을 고찰한 학파가 상키야파와 베단타파다. 상키야는 '있는 것'을 대신하여 물질원리를 상정하고, 그것을 구성하는 세 요소guṇa의 조합에 의해서 세계의 사물들이 생겨나는 한편으로 물질원리에 정신원리를 대치함으로써 이원론을 완성했다. 이것을 4강에서 다룬다. 5강은 인과론을 다른 관점에서 다루는 것이며, 신을 초월하고 신도 움직이는 원리로서의 '업karma'에 관한 고찰이다. 이것은 이 세계의 배후에 근원적 일자의 활동을 상정하는 우주 창조 신화적인 관념과는 전혀 다른 원리로서 고대 인도에 출현하고 뒤에는 인도의 보편적 관념이 된 사고방식이다.

6강에서는 다시 근원적 일자와 관련된 문제로 돌아간다. '있는 것'이 모든 다종다양한 지각 가능한 실체들 가운데 진입하여, 개체로서 발현한다는 사고는 베단타파의 일원론으로 발전한다. 상키야파에 의해서는 물질과 정신은 구별되어 이원론이 되었지만, 베단타에서는 존재와 정신은 '있는 것'으로서 항상 일원一元이었다. 하지만 이원론 나아가 다원론으로 기우는 베단타 사상도 있다. 그것을 7강에서 다룬다. 한편 웃다라카 사상의 특징으로서 지금까지 기술해왔던 것처럼 언어활동에 관심을 둘 수 있을 것이다. 그는 현상적인 사물들의 존재론적 기반으로서 언어를 특별히 언급하고 있지만, 존재와 언어의 관계에 관한 인도철학으로서는 역시 바르트리하리로 대표되는 언어철학을 다루지 않으면 안 된다. 그것이 8강과 9강이다. 마지막 10강에서는 바이세시카파의 사상을 바르트리하리와 대비하면서 살펴보는 것이다. 바이세시카파의 자연주의적 체계에서는 기본원소의 결합과 집합에 따라 다양한 현상계가 완성되게 되며 '있는 것'은 가장 일반적인 요소인 최고의 보편(존재성, satta)으로 여겨지면서 체계 속에 편입되고 있지만, 거기에는 '존재와 비존재의 딜레마'가 보인다. 또 마지막으로 근원적 일자에 관한 새로운 전개로서 '이슈바라'라는 신의 관념의 전개와 니야야파에 의한 신의 존재 증명 문제를 논할 것이다.

이상이 강의 전체를 대강 설명한 그림이지만 마지막으로 본 강의의 정리로서 『찬도기야·우파니샤드』 6장의 후반인 8~16절을 살펴볼 것이다.

'그대는 그것이다'

(10) 이 세계의 일체는 [모두] 이 미세한 것('있는 것')을 그 자신(아트만)으로 하고 있다. 그것은 참된 실재이며 그것은 자기(아트만)다. 그대는 그것이다. 슈베타케투여!

'그대는 그것이다'라고 하는, 뒤에 베단타파의 사상을 대표하는 문구를 포함한 이 문장이 8절에서 16절의 모든 절에서 반복된다. 말하고자 하는 것은 이미 전반에서 살펴본 원초의 '있는 것'이 현상계의 모든 사물과 사상事象-인간존재를 포함-에 그 존재의 본질(자기=아트만)로서 진입하고 있다는 것이다. 그것이 각 절에서 인상 깊은 비유를 동반하면서 반복된다. 여기서 베단타파에서 최고 원리인 브라흐만과 아트만의 동일화, 요컨대 존재와 정신의 동일화라는 일원론의 방향이 정해졌다.

2강 존재와 인식
- 새로운 사상가들

웃다라카가 말한 것

웃다라카·아루니에 의해서 언표된 사상은 『찬도기야·우파니샤드』 6장이 지어진 기원전 7~6세기에는 새로운 것임이 틀림없다. 아무튼 12년간 스승의 문하에서 수행하여 베다의 모든 것을 배웠다고 하는 아들조차도 아직 들은 적도, 가르침을 받은 적도 없는 사상이었다고 간주하기 때문이다. 물론 새롭다고는 해도 오늘날 우리들의 눈으로 본다면 여전히 우주 창조론적인 색채가 농후한 것이다. 만물의 근원으로서의 '일자'를 '있는 것'이라고 말하지만, 그것은 다분히 신화적인 실체이며 다양한 현상계를 근원적으로 지탱하는 존재 그것을 언급한 것은 결코 아니다.

"'없는 것'으로부터 '있는 것'이 생기지 않는다"라고, 베다의 전통적 관념을 타파하려고 하는 단언을 그가 한 것이기 때문에 "'있는 것'은 있고, 있지 않은 것은 있지 않다"라는 절대 확실한 논리에 근거하여 존재 그것에 관해서 말하면서, 철학의 시작을 개척했다고 여겨지는 고대 그리스의 파르메니데스(Parmenides, 기원전 5세기)와 유사성을 말할 수도 있을 것이다. 하지만 실제로는 만물의 근원을 '물이다'라든가 '불이다' 등이라고 말한, 파르메니데스 이전의 이오니아 철학자들과 마찬가지로 거기에 무엇인가의 실체를 웃다라카는 보고 있었기 때문에 '있다'의 파악 방식에서 양자의 간격은 너무나 크다고 말할 수 있다.

그런네도 웃다라카의 언명은 확실히 '있다'와 '없다'가 개념상 모순관계에 있다는 것을 알았던 것 같고, 아울러 존재론적인 의미에서 '있다'와 '없다'에 관한 질문과 통하는 것이 된다. 웃다라카 등장은 파르메니데스의 등장만큼은 극적이지 않지만, 역시 인도에서 철학의 시작이었다고 생각한다. 왜냐하면 그 뒤에 인도철학의 주제가 되는 몇 가지 질문이 거기서 발화되고 있기 때문이다. 그렇다면 그 뒤 어떻게 해서 그들 질문이 전개되었던 것인가? 그것을 지금부터 살펴보기로 하자.

여섯 명의 사상가들

기원전 5세기 중반 웃다라카의 시대에서 1세기가량 지나 그리스 세계에서 소크라테스Socrates나 플라톤Platon 또는 소피스트라 불리는 사상가들이 화려하게 활약한, 같은 시기에 인도에는 불교의 개조인 고타마·붓다 Gautama·Buddha와 자이나교의 실질적인 개조 마하비라

Mahāvīra가 등장한다. 앞에서도 언급한 바와 같이 두 사람은 거의 동시대, 마가다라고 불리는 같은 지역에서 활약했음이 알려져 있다. 특히 다수의 제자를 거느리고 교단을 형성하여 사람들에게 가르침을 베풀었다. 당시 이 두 사람 이외에도 각자가 생각한 대로 자신들의 사고를 주장한 많은 사상가가 있음이 알려진다.

그들은 '슈라마나/사마나沙門' 요컨대 고행자이자 출가 유행자이며, 베다의 전통적인 가치를 고수하고 제식의 집행에 따라 사회질서를 유지하고자 했던 바라문波羅門들에 대항하여 서로 논쟁하고 경합하면서 새로운 사상을 구가했다. 그들이 논쟁이나 토론으로 자신들의 주장을 형성해갔다는 것은, 그들의 논변이 어떠한 주장에 대해서도 우선은 부정으로 답하고 -이것이 논쟁이나 토론의 상투 수단이다- 나아가 반박한다고 하는 방법으로 충만해있던 것에서도 알 수 있다.

그들이 어떠한 주장을 했는가 하는 것은 초기 불교의 팔리어 경전이나 자이나교의 아르따마가디Ardhamagadhi어 경전에 남아있다. 그중에서도 특히 유명하며 잘 알려진 것이 팔리 불전의 『장부경전Digha·Nikāya』이라 불리는 경전군의 2경 『사문과경沙門果經』에 나오는 육사외도(六

師外道, 불교 외부의 사상가들 여섯 명)다. 『사문과경』은 「출가의 공덕」이라는 번역 제목(『세계의 명저』1 수록)이 시사하는 바와 같이, "이 세상에서 사문(출가자)이 되기 위해서는 어떠한 과보(공덕, 좋은 것)가 있는 것인가?"라는 아쟈타삿투왕阿闍世王의 질문에 대해 고타마 붓다가 답변한 것을 주된 요지로 하는 경전이다.

그 경전의 서두에서 붓다를 만나기 전에 왕을 방문한 여섯 명의 사상가들이 이 질문에 어떻게 답했는가가 말해진다. 거기에는 도덕부정론자인 푸라나·카사파Pūrāṇa·Kasapa, 결정론자인 막칼리·고살라Makkhali·Gosāla, 유물론자인 아지타·케사캄바린Ajita·Kesakambalin, 불멸론자인 파쿠다·카차야나Pakudha·Kaccayāna, 자이나교 창시자인 니간타·나타푸타Nigantha·Nātaputta, 회의론자인 산자야·벨라티푸타Sañjaya·Belattiputta라는 여섯 명의 이름이 거론된다.

그들 가운데 우선 푸라나는 어떠한 행위도 결과(공덕)를 가져오지 않는다고 말한다. 악한 행위를 해도 죄는 없고, 역으로 보시나 제사를 해도 공덕을 가져오지 않는다고 주장하는 것이다. 한편 고살라가 말한 것은 철저한 운명론이며 결정론이다. 인간의 운명은 필연적으로 정해져 있기에, 인간적인 노력은 그 어떠한 것도 초래되지 않는다고 말한다. 해탈(윤회로부터의 해방)도 정해진 생존(윤회)의 기간을 경과하면 필연적으로 초래된다고 하는 것이다. 이들 답변은 부정적이지만, 행위의 결과(공덕)와 관련된 것이기 때문에 왕의 질문에 조금은 답변한 것이라 할 수 있겠다.

하지만 아지타는 보시·제사·공물·행위·결과 등 그 어느 것도 존재하지 않으며, 현세·내세·어머니·아버지도 존재하지 않는다고 일체를 부정하고, 다만 존재하는 것은 4종의 원리-지·수·화·풍-로 이루어진 물질뿐이라는 극단적인 유물론을 주장한다. 파쿠다도 마찬가지로 흙[地]·물[水]·불[火]·바람[風]·즐거움[樂]·괴로움[苦]·생명이라는 물질적 요소 일곱 개가 존재할 뿐이라고 주장한다. 또한 행위자의 존재를 부정하는데, 가령 칼을 가지고 사람을 죽였다고 해도 "칼에 의한 상처는 다만 일곱 요소의 간극이 벌어진 것에 지나지 않는다"(나가오 가진長尾雅人 옮김, 「출가의 공덕出家の功德」)라고 말한다.

이 두 사람의 주장에서 주목해야만 하는 것은, 웃다라카의 사상에서도 나타난 원리, 요컨대 존재의 기본적인 구성요소에 관한 사고가 표명되고 있다는 점이다. 하지만 이것은 '출가의 공덕'과는 전혀 관계가 없는 세속적이며 유물론적인 사상이다. 니간타(자이나교의 개조 마하비라)나 산자야에 이르러서는 전혀 과녁을 벗어났다고밖에 말할 수 없는 답변을 돌려줄 뿐이었다.

어떤 답도 "망고 열매를 질문받고서 라프쟈 나무(자크 프레시)의 열매를 설명하고, 혹은 라프쟈 나무 열매를 질문받고서 망고 열매를 설명하는 것과 같다"라고 왕이 말하는 것처럼, '출가의 공덕'은 무엇인가라는 질문에 직접 답변한 것은 아니다. 어물쩍 넘기는 왕의 어이없는 기분도 알 수 있지만, 이처럼 여섯 명의 사상가를 묘사한 안목은 당시 붓다와 함께 사상가로서 유력한 자들의 생각을 같이 엿볼 수 있다.

실제 그들의 모습은 불교나 자이나교의 다른 경전 종류에도 나타나 있다. 주목해야 할 것으로 붓다가 답변하려고 한 질문이 '출가의 공덕'이라는 '인간의 삶의 방식'에 관한 것에 대해서 다른 사상가들의 답변은 네 개나 일곱 개의 원리를 세우는 설에 전형적으로 표현되는 것처럼, 무엇이든 '세계의 성립'에 관한 논의와 관련한 것이었다. 조금 더 상세하게 이 사상가들의 사고에 관해서 살펴보도록 하자.

아지타·케사캄바린의 사상

대왕이여! 보시·제사·공물이라고 말해지는 것은 존재하지 않는다. 선행이나 악행의 결과라든가 과보라는 것은 존재하지 않는다. 나아가 이 세계도 존재하지 않고 저 세계도 존재하지 않는다. 어머니도 존재하지 않고, 아버지도 존재하지 않는다. 사후에 태어나 변하는 존재도 없다. 또한 … 사문이나 바라문이라는 것도 존재하지 않는다. 인간은 네 종의 원리(지·수·화·풍)로 이루어진 것에 지나지 않는다. 죽게 되면 지(地)원리는 지의 전체로 돌아가고 수(水)원리는 수의 전체로 돌아가며, 화(火)원리는 화의 전체로 돌아가며, 풍(風)원리는 풍의 전체로 돌아간다. 이렇게 해서 [인간의] 감각기관은 [4원리의 장인] 허공과 합일한다. … 누군가가 [4원리 이외의 정신적인 원리(아트만)가] 존재한다고 말하지만, 그것은 공허한 거짓말에 지나지 않는다. 어리석은 자도 현명한 자도 신체가 소멸해버리면 파멸하여 소멸하는 것이며, 사후에는 그 어느 것도 존재하지 않는다. (『사문과경』)

이것은 아지타가 설했다고 간주하는 언어다. 앞에서도 언급한 바와 같이 여기서 주장되고 있는 지·수·화·풍 네 개의 원리만이 실재이며 인간은 이들 4원리로 이루어져 있는 것에 지나지 않는다는 사고는 웃다라카가 열이나 물 그리고 음식물이라는 세 개의 기본요소를 인정하고 현상계의 모든 사물과 사상은 인간도 포함하여 모두 이 세 요소로 구성된다고 설한 것과 같은 선상에 있다. 무엇보다도 아지타의 주장에는 신화적인 요소는 전혀 없고, 그 세속성이 눈에 띈다.

하지만 웃다라카의 교시도 비유에 의한 부분에 주목한다면 그것이 일상 경험을 근거로 하여 논리적으로 설해지고 있는 것은 앞의 강의에서 본 그대로다. "항아리든 잔이든 흙으로 만들어진 것은 모두 이 흙무더기와 마찬가지로 실제로는 흙에 지나지 않는 것이다"라고 말하는 것과 "실제로는 항아리도 존재하지 않는다. 잔도 존재하지 않는다. 그것들은 흙으로 이루어져 있는 것에 지나지 않는다"라고 부정을 거듭해서 말하는 것은, 그다지 다른 언명은 아닐 것이다. 이렇게 해서 웃다라카의 언명에서 아지타의 주장과의 관계가 보이는 것이다.

일상 경험에 따르다

아지타도 또한 웃다라카와 마찬가지로 일상 경험에 근거하여, 아니 강조하자면 아지타의 경우는 일상 경험에만 근거하여 자기의 주장을 내세웠다. 아지타가 "이 세상도 존재하지 않고 저 세상도 존재하지 않는다. 어머니도 존재하지 않고 아버지도 존재하지 않는다"라고 말한 것은 일상 경험에 근거한 존재의 근본적인 구성요소로서 네 가지 원리만을 인정한 것의 당연한 논리적 귀결이었다.

일상 경험에만 근거하여 자신의 사고를 주장하는 사람들은 고대 인도에서는 로카야타(한역에서는 순세외도順世外道)라 불리었다. 차르바카라 불린 적도 있다. 아지타는 이 파에 속했다고 생각된다. 이 파의 개조는 브리하스파티(Brihaspati, 실재했다고 한다면 기원전 1세기경)라는 이름의 인물이며 근본경전을 지었다고 여겨지지만, 텍스트는 현존하지 않는다. 하지만 다른 파의 경전이나 논서 중에서 그 단편을 회수하는 노력이 이어져서 최근에는 브리하스파티의 요컨대 초기 로카야타파 사상에 관해서 꽤 많은 것이 알려져 있다. 그 사상을 간단하게 정리하면 다음과 같다.

(1) 지·수·화·풍의 네 개의 원리만이 실재한다.

(2) 4원리의 집합에 대해서 '신체', '감각기관', '대상'이라
는 명칭이 부여된다.

(3) 의식은 4원리에서 생긴다.

　분명한 것처럼 웃다라카 교시에서 근원적 일자＝원초
의 '있는 것'과 같은 관념을 제거하여 이 세계 속에서만
성립하는 존재에 관한 요소 환원주의를 구가하면 아지타
로 대표되는 초기의 로카야타파의 사상이 되는 것이다.
특히 (2)에 관해서는 로카야타파의 사상가가 네 개의 원
리의 집합, 요컨대 조합에 의해서 '신체'라든가 '대상'의
성립을 설명하는 점에서는 분명히 웃다라카와의 공통성
을 가지고 있다.

　그렇다면 그 조합은 어떻게 이루어지고, 왜 일어났던
것인가라는 구조에 관해서는 그들은 (당연한 것이지만) 전혀
답하지 않는 것에 주목해야 할 것이다. 이들 질문에 관해
서는 웃다라카의 교시라면 근원적 일자로부터의 전개,
혹은 일자에 의한 창조가 전제되어왔던 것은 이미 본 바
와 같다. 또한 다음 3강에서 보는 바와 같이 신적인 힘이
나 필연적인 힘의 작용을 거기서 인정하려는 자들도 있

다. 하지만 로카야타파에 편을 드는 자들은 현상적인 사물이나 사상의 배후에 그와 같이 영원하며 실체적인 창조주(작자)나 근본원인을 결코 인정할 수가 없다.

모든 것을 의심한다

여섯 명 가운데 한 사람인 산자야의 사상을 다루어보고자 한다. "이 세상에서 출가의 공덕은 무엇인가?"라는 아쟈타삿투Ajātasattu의 질문에 산자야는 다음과 같이 답변한다. 마찬가지로 『사문과경』 인용이다.

> 대왕이여! 만약 당신이 '저세상은 존재하는가?'라고 나에게 묻고, 만약 내가 '저세상은 존재한다'라고 생각한다면 나는 당신에게 '저세상은 존재한다'라고 답할 것이지만, 그러나 [실제로는] 나는 그와 같이 생각하지 않는다. '그와 같다'라고도 나는 생각하지 않고, '그것과는 다르다'라고도 나는 생각하지 않는다. '그렇지 않다'라고도 나는 생각하지 않고 '그렇지 않은 것은 아니다'라고도 나는 생각하지 않는다. (『사문과경』)

무엇인가가 성급한 것 같다. 산자야는 그 뒤 "만약 당신이 '저세상은 존재하지 않는가?', '저세상은 존재하거나 존재하지 않는가?', '저세상은 존재하는 것도 아니고 존재하지 않는 것도 아닌가?'라고 물어도 답은 마찬가지다"라고 이어지며, 나아가 사후에 태어나고 변하는 것의 존재·비존재, 선악 행위 결과의 존재·비존재, 여래(완성자)의 사후 존재·비존재에 관해서도 같은 논법을 반복한다. 산자야의 이와 같은 논법은 '회의론'이라 말해진다. 회의론이란 모든 것을 의심하는 앎의 존재 방식이다. 의심한다는 것은 긍정하는 것도 아니고 부정하는 것도 아니며, 믿는 것도 아니고 믿지 않는 것도 아니며 판단유보 그대로 탐구하는 것이다. 여기서 산자야의 언어를 보는 한, 그가 그 존재를 의심하여 판단유보를 계속한 것은 '저세상'이라든가 '미래의 과보'라든가 '사후 존재', 결국은 이 세상에서 경험할 수 없는 것의 존재에 관해서지 모든 것이라고는 말할 수 없는 것이 마음에 걸린다. 하여튼 사용하고 있는 논법은 틀림없이 회의주의이며, 그가 판단중지라는 태도를 분명하게 하는 것은 틀림없다.

산자야의 이와 같은 판단중지의 태도는 붓다나 마하비라가 같은 질문에 대해서 취한 태도와 통하는 바가 있

고, "자이나교 및 불교철학의 근본적 입장은 산자야의 회의론 혹은 불가지론과 통하는 바가 있지만, 그것을 초월한 곳으로 열려져 있다"(나카무라 하지메中村元,『사상의 자유와 자이나교思想の自由とジャイナ教』,『나카무라 하지메 선집[결정판]』제10권)로까지 말해진다. 그렇다면 붓다나 마하비라는 어떠한 태도를 보이고 있었던가 하는 것을 살펴보기로 하자.

붓다와 마하비라

"세계는 영원한 것인가, 영원하지 않은 것인가?", "세계는 유한한 것인가, 무한한 것인가?", "영혼은 영원한 것인가, 영원하지 않은 것인가?", "영혼과 신체는 같은 것인가, 다른 것인가?"와 같은 질문에 대해서 붓다는 답하지 않고 침묵을 고수했다고 한다. 한편 마하비라는 가령 "세계는 유한한 것인가, 무한한 것인가?"라는 질문에 대해서는 그의 생애와 사적을 전하는 자이나교 성전『바가바티』에 의하면 다음과 같이 답하고 있다.

세계는 유한한 것인가, 무한한 것인가 하고 질문을 받는다면 나는 세계에 관해서 네 가지로 말할 것이다. (1)

실체인 점에서 (2)공간적 장소인 점에서 (3)시간인 점에서 (4)상태인 점에서. (1)실체인 점에서 세계는 하나이며 유한한 것이다. (2)공간적 장소인 점에서 그 세로와 가로의 길이는 아승지의 일천만×일천만 유순이며, 주위도 아승지의 일천만×일천만 유순이며, 세계는 유한한 것이다. (3)시간인 점에서 [세계는 무한한 것이다.] 세계는 결코 없었던 것은 아니며 결코 없는 것도 아니며, 결코 없어지게 되는 것도 아니다. 그것은 지금까지 있었고, 지금도 있고 지금부터도 있다. 그것은 정상이며, 영원이며, 항상이며, 불멸이며, 불변이며, 불괴이며, 상주이며 나아가 끝이 없다. (4)상태인 점에서 세계는 무한한 것이다. 색·향·미·촉의 양태는 무한한 것이며, [세계에 있어서 그것들의] 배치의 양태는 무한한 것이며, 무거움이나 가벼움과 같은 양태는 무한한 것이며, 무거움과 가벼움을 가지지 않는 것의 양태는 무한한 것이기 때문에, 끝이 없는 것이다. (『바가바티』)

침묵으로 답했던 붓다와는 달리 마하비라의 답은 뒤의 자이나교 사상을 특징짓는 다관점주의, 상대주의의 입장이 확실하게 제시되고 있다. 이들 질문을 베다의 전통을 보존하고 유지하는 바라문에 대해서도 던진다면, "세계는 영원하며 무한한 것이다", "영혼은 영원하며 실재하는 것이다"라고 당연히 답할 것이다. 혹은 "이 세계와는 다른 세계(저 세계)는 반드시 존재한다"라고 당연히 답할 것이다. 그것이 전통적인 관념(도그마)이며, 따라서 그때까지는 질문한 적도 없었던 것이지만 새로운 사상가들은 이것을 물었던 것이다. 논쟁이 생기고 토론이 행해지며 근거가 물어지며 논리가 시도되어 변론의 방법도 정리되었다. 하지만 질문의 대상은 눈으로 볼 수 없다. 일상 경험에 근거하는 한 아지타와 같이 "사후에는 그 어느 것도 존재하지 않는다"라고 말하는 것 이외에 없을 것이다. 또한 '죽음'이라는 신체의 소멸 사태를 일상 경험에 근거하여 설명하고자 한다면, 사물이 붕괴되어 분해하는 것처럼, 더 직접적으로는 사체가 어느 것이든 흙으로 환원해가는 것처럼, 몇 개의 요소로 분해되는 것과 같다고 하는 것이 될 것이다. 이것이 초기의 로카야타파 사상이다.

그렇다면 이들 질문을 둘러싸고 소란스러운 논쟁의 소용돌이 속에서 붓다는 왜 침묵했던 것일까? 마하비라의 답도 결국 왜 모호한 것이었을까? 가령 붓다나 마하비라도 아지타와 마찬가지로 이 세계에서 일상 경험에만 근거하여 "저 세계는 존재하지 않는다"라든가 "영혼은 존재하지 않는다"라고 주장했다고 한다면 어떻게 되었을까? 불교도 자이나교도 윤회를 인정한다. 요컨대 자이나교는 생사를 반복하는 윤회의 주체로서 영혼jiva의 존재를 주장하고 있다. 반면, 불교는 영혼의 존재는 인정하지 않지만, 저 세계에서의 탄생과 변화는 인정하고 있다. 또한 인과응보라는 관념의 근저에 있는 '업' 사상에 관해서는 5강에서 살펴볼 예정이지만, 이 사상은 불교나 자이나교에서말로 가장 잘 설명된다. 따라서 붓다도 마하비라도 '저 세계'의 존재는 부정할 수 없었다. 침묵 혹은 중립 이외에는 취할 수 있는 견해가 없다. 그러나 그렇다고 하면 논의는 끝나버린다. 지금까지는 철학의 길은 열리지 않았다. 여기서 다시 한번 아지타와 산자야로 되돌아 가보자.

존재와 인식

산자야는 "저 세계는 존재하는 것인가?"라고 하는 질문에 대해서 만약 자기 자신이 "저 세계는 존재한다"라고 생각한다면 "저 세계는 존재한다"라고 답했을 것이지만, 자기 자신은 그와 같이 생각하지 않는다고 답한다. 이것은 "저 세계는 존재하지 않는다"라고 말하고 있는 것도 아니지만 그렇다고 해서 "저 세계가 존재한다"라고 인식하지 않는다고 말하고 있는 것도 아니다. 그렇지 않고 그는 인식의 존재 방식 그것을 의심하고 있다. "그와 같이 인식하는 근거는 무엇인가?"라고 질문함으로써 인식의 신빙성을 의심하는 것이 회의론이다. 여기서 회의론은 인식 그것을 논하는 것과 관계가 있다.

여기서 자야라시(Jayarasi, 8~9세기)라는 사상가의 논의를 다루어보고자 한다. 급히 시대가 내려가 버렸지만, 인식론과의 관계에서 여기에 자야라시를 다루는 이유는 그가 불교의 용수(Nāgārjuna, 2~3세기)와 함께 인도의 진정한 회의론자라는 것, 또 로카야타파의 사상을 전하는 현존 유일한 작품 『타트바·우파프라바·싱하 Tattva·upaplava·simha』(원리파괴의 사자)의 저자이기 때문이다. 같은 책 서두에서 다음과 같은 문답이 행해지고 있다.

[문] 만약 모든 원리의 파괴가 있는 것이라면 "그런데 그 렇다면 원리에 관해서 설명해보자. 지·수·화·풍이 원 리다. 그 집합에 대해서 '신체', '감각기관', '대상'이라 는 명칭이 붙여진다" 등 [이라고 브리하스파티에 의해서 말해

지고 있는 것은] 우습지 않은가?

[답] 그러한 것은 있을 수 없다. [브리하스파티의 주장은] 다른 것을 목적으로 하기 때문이다.

[문] 무엇을 목적으로 하는 것인가?

[답] [세간의 상식을] 반영하는 것을 목적으로 하는 것이다.

[문] 그렇다면 거기서 무엇이 반영되고 있는 것인가?

[답] 지 등의 네 개의 원리가 세간에서는 잘 알려져 있다[라는 것이 반영되고 있다]. 그러나 그것이[세간에 널리 알려진 네 개의 원리]라고 해도 [철학적으로] 규명해가면 [그 실재가] 확정될 수는 없는 것이다. 실로 네 개의 원리 이외의 것에 있어서는 [그것이 실재인 것은 결코 확정되지 않는 것이다.]

[문] 그렇다면 도대체 어떻게 해서 그들(네 개의 원리)은 존재하지 않는 것인가?

[답] 다음과 같이 답할 수 있다. 바른 인식을 위한 수단(프라마나)의 확립은 [각각에 관한] 바른 정의를 근거로 한다. 바른 인식대상의 확립은 바른 인식수단을 근거로 한다. 그것(바른 정의)이 존재하지 않을 때 그 두 가지(바른 인식대상과 바른 인식수단)가 도대체 어떻게 해서 '존재한다'라는 언어표현 활동의 대상일 수 있을까?

인도의 논서는 대개가 이와 같은 문답체로 기술되었다. [문]은 대개의 경우, 다른 학파에 속하는 대론자의 주장이 상정되며, 그 내용은 실제로 특정의 사상가에 의해서 주장된 것으로 어떤 저작에서 직접 인용하기도 한다. 위의 경우도 최초의 질문에서 언급되고 있는 브리하스파티의 주장은 현존하지 않지만,『브리하스파티·수트라 Brihaspati·Sutra』의 서두 부문에서의 인용이라고 말해진다. 한편 [답] 쪽은 입론자 측에서의 응답이다. 몇 번씩이나 응답을 반복한 뒤에 위와 같이 결론이 말해진다. 이것이 정설이다.

자야라시는 여기서 우선 대론자의 입을 빌려 자기 자신이 스승으로 추앙하는 브리하스파티의 주장(로카야타파의 근본 명제인 4원리설)과 입론자인 자기 자신의 입장 '모든 원리를 파괴한다'가 모순 하는 것은 아닌가 질문을 제시한다. 그리고 스승의 주장이 진정으로 목적하는 바를 밝힌다고 하는 명목으로 4원리의 존재를 부정하는 것으로부터 논의를 개시하는 것이다. 그는 그렇게 하려고 인식의 구조를 가지고 와서 인식의 근거를 의심하는 데서 시작한다. 가령 지금 4원리를 실재의 대상으로서 인식하려고 한다면 그러기 위해서는 바른 인식수단에 의거하지 않으면 안 된다. 그런데 바른 인식수단을 확립하기 위해서는 그것을 바르게 정의하지 않으면 안 된다. 바른 정의가 내려지지 않을 때 어떻게 해서 그들 인식대상이나 인식수단이 있을 수 있을까 하는 것이다.

여기서 자야라시는 인도철학의 각 파에서 인식수단으로서 인정하고 있는 것에 관해서 그 정의를 검토해간다는 것이 이 논서 전체의 구성이다. 니야야파·미망사파·불교·자이나파 등이 인정하는 인식수단-다음에 언급하는 직접 지각, 추론 등-에 관한 여러 학설이 비판의 대상으로 게재된다. 그 결과 어떤 인식수단에 관해서도 어느 하나도 오류 없이 정의된 것은 없다는 것을 밝히고자 하는 것이다. 이렇게 해서 어떠한 인식수단이나 인식대상도 일상의 언어표현 활동에서 바른 것(실재)으로서 존재하지는 않는다는 것이 밝혀지게 되며 네 개의 원리는 실재하지 않는다. 더구나 이 세계의 존재와 모든 사물은 반드시 실재하는 것도 아니라는 결론이 도출된다.

인식론 개관

이렇게 해서 자야라시는 철저한 회의론으로서 여러 파

들이 인정하고 있는 모든 인식수단의 유효성을 부정한다. 초기의 로카야타파는 인식의 근거로 일상 경험을 두고 있었기 때문에 눈앞에 있는 사물에 관한 직접적인 지각五感이라는 인식수단은 유효하다고 인정하고 있었지만 자야라시는 이것조차도 부정했다. 그렇다면 여러 파들이 인정하는 인식수단에는 어떠한 것이 있는가? 지금 강의의 마지막에 이것을 개관해두고자 한다.

　직접지각[現量], 추론[比量], 신뢰할 만한 사람의 말[聖言量], 이들 3종이 인식수단으로서 인정된다. 다른 학파가 인정하는 그 밖의 인식수단도 실제로는 이 3종에 의해서 모두 성립하기 때문이다. 실로 인식대상의 확정은 인식수단에 근거한다. 직접지각은 오감에 대응하는 개별의 대상마다의 확정 인식이다. 추리에는 3종이 있다고 말한다. 그것(추리)은 징표[추론인推論因]와 징표를 갖는 것[추론과推論果]에 관한 인식을 전제로 한다. 한편 신뢰할 만한 사람의 말이라는 것은 신뢰할 수 있는 계시(베다)인 것이다. (『상키야송』 4~5)

　이것은 5세기 무렵에 저술된 상키야파의 학설강요서(4

강 참조)에서 인용한 부분이다. 인도철학에서 인식수단에 관한 가장 일반적이며 상식적인 정의라고 생각된다.

무엇인가가 존재한다. "이것은 장미다"라고 생각한다. 이것이 인식이다. 인간에게는 시각·청각·후각·미각·촉각의 다섯 감각이 있고, 각각의 대상으로서 색깔(있는 모양)·소리(음)·향·맛·감촉이 한정된다. 각각의 대상에 대한 이 오감의 활동을 직접지각이라 한다. 여기까지는 누구라도 인정할 것이다. 거기서 "이것은 장미다"라는 인식이 일어난다. 이것은 직접지각일까? 상키야파가 여기서 확정 인식이라고 말하는 것은 아마도 이것일 것이다. 하지만 '이것'과 눈앞에 존재하는 것을 파악하는 것이 직접지각인 한편 '장미다'라고 그것을 인식하는 것은 직접지각은 아니며 판단이거나 혹은 추론이라고 생각할 수도 있을 것이다. 요컨대 '장미'는 개체가 아니라 유類 개념 혹은 대상이 되는 개체가 갖는 일반성, 즉 보편이기 때문에 직접지각에서는 인식할 수 없다고 생각하는 것이다. 그 경우는 '이것'이 가지고 있는 형태의 특징이나 좋은 향기나 피부에 박힌 가시의 통증을 징표로 하여 "이것은 장미다"라고 머릿속에서 추론했다고 설명할 것이다.

하지만 일반성이기 때문이라고 해서 감각의 대상이 아

니라고는 말할 수 없다. 인간은 감각의 대상에서 얻은 정보를 두뇌 안에서 처리하고 일반화하여 기억하며, 다음으로 그것을 상기하기 때문에 '이것'을 보고 '장미'라고 판단하는 일련의 활동이야말로 직접지각이라고 생각하는 사람도 있을 것이다. 혹은 '장미성'이라는 보편이 개체인 '이것'에 내재해있고, 우리는 그 보편을 직접적으로 지각하여 "이것은 장미다"라고 인식하는 것이라고 주장하는 자도 있다. 또한 이것은 전혀 다른 유형의 인식수단이 되지만, "이것은 장미다. 선생님이 그렇게 가르쳐주셨다"라는 인식도 있다. 인식론은 이러한 것을 논의하는 데서 시작한다.

보충하면 상키야파는 위의 3종을 바른 인식수단이라 인정하였지만, 로카야타파는 직접지각만을 인정한다. 불교와 바이세시카파는 직접지각과 추론만을 인식수단으로 인정하고 신뢰할 만한 사람의 말은 추론에 포함시킨다. 니야야파는 직접지각·추론·유추·신뢰할 만한 사람의 말, 네 개를 인정하고 미망사파(바타파)나 베단타파(아드바이타파)는 나아가 '아르타파티'('그것 이외에 생각할 필요가 없다'로서 결론을 유도하는 인식 방법)와 비인식(존재하지 않는 것에 관한 인식)의 두 개를 인정한다.

3강 존재의 근원
- '일자'를 둘러싸고

세계를 성립시키게 하는 것은 무엇인가?

근원적 일자와 현상계의 다양한 사물과의 관계를 우파
니샤드 사상가 웃다라카·아루니가 어떻게 말했는가를 1
강에서 살펴보았다. 거기서 말해진 것은 신화적인 사고
와 합리적인 사고가 혼재된 채로 애매한 점도 있었지만,
뒤에 발전해가는 몇 가지 사고방식의 특징이 이미 드러나
있다. 그들을 유형적으로 제시하면 다음과 같을 것이다.

(1)근원적 일자로부터 다양한 사물이 산출된다[증식설]
(2)근원적 일자에 의해서 다양한 사물이 지어진다[창작설]
(3)근원적 일자가 변용하여 다양한 사물(실재)이 실제로
　　드러난다[개전(전변설)]
(4)근원적 일자가 변용하여 다양한 사물(비실재)이 환영
　　적으로 드러난다[가현설]

근원적 일자와 같은 초월적 존재 등을 인정하지 않고
서 자신들이 살아가는 일상 세계의 존재 방식을 응시하
는 것에서부터 세계 성립을 사고하고자 했던 사상가들이
출현했던 것도 이전 회의 강의에서 살펴본 바와 같다. 이
번 강의에서는 근원적 일자의 존재에 관해서는 인정되는

것, 그것이 과연 웃다라카가 말하고자 하는 브라흐만(혹은 아트만) 여부를 물었던 사상가들의 사상을 살펴보기로 하자.

브라흐만을 묻다

『찬도기야·우파니샤드』보다 시대가 내려와, 붓다나 마하비라가 활약한 시대보다도 더 후대인 기원전 3세기 무렵에 성립했다고 생각되는 우파니샤드로『슈베타슈바타라·우파니샤드』가 있다. 1장 서두에는 다음과 같은 질문이 발화된다.

브라흐만(근원적 일자)에 관해서 논하는 사람들은 다음과 같이 말한다. 무엇이 근본원인으로서 브라흐만(근원적 일자)인가? 우리는 무엇으로부터 생겨나는가? 우리는 무엇에 의해 살아가는가? 우리가 의거해서 서 있는 곳은 무엇인가? 브라흐만(근원적 일자)을 아는 자여! 즐거움과 괴로움이라는 두 개의 상황 속에서 놓여진 우리는 무엇에 의해서 행해지는 생존 활동에로 재촉을 받는가? 시간이 근본원인이라고 생각되어져야만 하는 것인가? 그렇지 않으면 자성인가, 결정인가, 우연인가, 여러 원소들인가, 푸루샤(원인)인가, 근본원인인가? [아니다. 그렇다면] 이들의 협동이 [근본원인이라고 생각되는 것인가?] 아니다. [이렇게 해서 세계는] 아트만(자기)의 존재의 결과[라고 생각된다]. [그렇지만] 아트만(자기)도 또한 즐거움과 괴로움의 원인에 대해서는 주재자가 아니기 때문에 [근본원인이 아니다.] (1·1-2)

『슈베타슈바타라·우파니샤드』는 난해한 텍스트다. 전부 여섯 장으로 이루어져 있지만 각 장의 성립 시기가 다르며, 1장은 마지막으로 성립되었다고 한다. 위에서 번역한 문장도 연구자에 의해서 몇 가지의 독서 방법이 제시된다. "무엇이 근본원인으로서의 브라흐만(근원적 일자)인가?"라는 것은 나의 해석이며, 최근 연구자 다수는 "브라흐만의 근본원인은 무엇인가?", "무엇을 근본원인으로 하여 브라흐만은 생겨나는가?"라고 해석하고 있다.

근원적 일자로서 이해되고 있는 브라흐만에 관해서 나아가 그 원인은 무엇인가 묻는 것은 브라흐만의 절대적인 우위성을 의심한다는 점에서 있을 수 있는 질문이다. 하지만 이 질문을 허용하면 나아가 그 원인은 무엇인가라는 질문이 무한히 계속될 것이기 때문에 여기서는 브라흐만(근원적 일자) 그것의 내실에 관해서 질문하는 것으로 이해하고 싶다. 문법적으로도 이 해석은 가능하며 19세기 말에 활약한 인도철학자이며 쇼펜하우어의 연구자이자 니체의 벗이었던 인도철학의 전문가 도이센 P. Deusen도 "여기서 브라흐만은 원리에 부여된 일반적인 명칭이다"라고 주석하고 나서 "무엇이 근본원인인가? 무엇이 브라흐만인가?"라고 번역하고 있다. "무엇이 브라흐만인가?", 요컨대 "무엇이 근원적 일자인가?", "무엇이 세계를 성립시키는 것인가?"라는 질문에 대해서 여기서는 시간kala·자성svabhāva·결정niyati·우연yadṛccha·원소들bhuta·푸루샤(puruṣa, 原人)·아트만(ātman, 자기)이라는 답이 제시된다.

　이와 같은 근본원인에 관한 질문은 당시 자주 제기된 것이며 각종의 텍스트에도 보인다. 그중에서도 『슈베타슈바타라·우파니샤드』는 가장 오래된 것이다. 자이나교의 여러 개 경전이나 『관점차륜』 등의 논서에도 이른 시기부터 이와 같은 근본원인에 관한 언급이 보인다. 시대가 내려와 8세기 무렵이 되면, 자이나교의 논서에 세계의 성립을 둘러싸고 여러 학파에 의해 논해져 왔던 각종 문제를 363개의 패턴으로 열거한 적이 있다. 그 가운데 시간·자성·결정·우연·아트만·이슈바라세나(신)를 세계의 원인이라고 하는 학설이 제시된다. 여기서 우선 이 자이나교의 경전이나 논서 종류에서 논술을 참조하면서 세계를 성립케 하는 근본원인을 둘러싼 사색을 살펴보기로 하자.

푸루샤설

푸루샤(원인)를 일체 만유의 근본원인으로 간주하는 사고는 오래된 『리그·베다』 이후 것으로 우파니샤드에도 자주 보인다. 가령 『리그·베다』 10권에 수록된 '푸루샤(원인)'의 노래에는 "푸루샤는 과거 및 미래에 걸친 이 일체(만유)다. 또한 불사의 세계(신들)를 지배하고, 음식물에 의해서 성장하는 것(생물계, 인간)"(10·90·2. 쓰지 나오시로 옮김, 『리그베다 찬가』)이라고 노래하고 있다. 같은 노래는 『슈베타슈바타라·우파니샤드』(3·15)에도 나온다. 푸루샤를 일체 존재물의 근본원인이라고 보는 관념이 일반적이었음을 알 수 있다.

자이나교의 경전 『수야가당가Suyagadamga』(자이나교 최고층의 교설을 기록한 경전으로 기원전 2세기경에 성립)에는 이것이 다음과 같이 소개된다.

> 그런데 다음으로 ['영혼은 신체와 동일한 것이다']라고 첫 번째 사람(유물론자), '일체는 5원소로 이루어진 것이다'라고 주장하는 두 번째 사람(원자론자)에 이어서 '푸루샤가 일체 만유의 근본원인이다'라는 세 번째 사람의 주장을 보자. [그들은 다음과 같이 말한다.] ⋯ 이 세상 일체는 푸루샤를 그 근원으로 하고 또한 그 귀추로 한다. [이 세상의 일체는] 푸루샤에 의해서 초래되고, 푸루샤에서 생겨나오며, 푸루샤에 의해서 현현하게 되고, 푸루샤에 항상 동반되고, 푸루샤에만 따르는 것으로 존재한다. (2·1·25-26)

여기서 '푸루샤'는 우파니샤드에 있어서 브라흐만이나 아트만과 같은 위치를 점하는 것으로 나타나 있고, 우주의 근원적 인간原人으로서의 신화적 형상이 여전히 남아있다. 다만 그 근원적 일자가 구체적으로 어떻게 해서 이 세계의 모든 사물이나 사상을 성립시키는 것인가 하는 것은, 이 설명을 보는 한에서는 애매한 채로 남아있다. 본 강의의 처음에 제시한 (1)에서 (4) 가운데 어떤 설명에 근거한 것인가는 확실하지 않지만, 원인과 결과가 어떠한 것으로 파악되고 있는가도 명확하지 않다.

다만 같은 책 다른 부분에서는 푸루샤와 현상계 사물들과의 관계는 신체에 대한 궤멸潰滅이나 체조불량體操不良의 관계로서 혹은 대지에 대한 개미 무덤이나 수목이나 연꽃의 관계, 물에 대한 파도나 물거품의 관계로서 예증된다. 중국철학이라면 이것을 체(體, 본체)와 용(用, 작용)의 관계라고 말할 수 있을 것이다. 이들 구체적 사례가 웃다라카 교시의 영향을 받고 있다는 것은 분명하다. 그 영향이 더 확실하게 보이는 논술을 다시 한번 살펴보자. 마찬가지로 『수야가당가』에서의 인용이다.

그리고 마치 흙무더기가 하나이면서 실로 다양한 존재 방식으로 드러나는 것과 마찬가지로 '지적인 존재'가 하나의 세계 전체이면서 실로 다양한 존재 방식으로 보인다. (1·1·1·9)

이 구절의 해석도 난해하여 "마치 흙무더기가 다양한 존재 방식을 하면서 하나의 존재로서 드러나는 것과 마찬가지로 전 세계는 다양하면서 하나의 지적인 존재로서 드러난다"라는 식으로 읽을 수도 있지만, 앞서 본 웃다라카 교시와 관련해서 본다면 전자의 해석 쪽이 좋을 것 같다. 여기서 말해지는 '지적인 존재'란 푸루샤를 가리킨다. 이 구절이 말하고 있는 것은 근원적 일자인 푸루샤, 즉 브라흐만=아트만만이 유일한 실재이며 그것이 하나의 전체로 세계이면서 현상계에 다양한 모습으로 드러난다는 것이다.

현상계의 사물은 다양한 존재 방식으로 '드러난다'라고 말하고 있어서, 그것은 당연 외관상이라는 것이 된다. 즉 이 구절은 뒤의 일원론적인 베단타파의 사고방식을 말하고 있다고는 하지만, 이와 같은 사상은 뒤에 '아트만설 ātma·vāda' 혹은 '아트만 불이일원설ātma·advaita·vāda'이라고 불리게 된다. 결국 푸루샤설이 우파니샤드에 설명된 근원적 일자에 관한 교설보다 원시적 형태 즉 인격적 신의 모습을 잔존하는 것이라고 한다면, 마찬가지로 우파니샤드의 교설에 근거하면서도 비인격적이며 원리적인 최고 존재의 현현으로서 세계의 존재 방식을 설명하는 것이 아트만설이며 아트만불이일원설이라고 할 수 있다. 이 아트만설에 관해서 조금 더 살펴보도록 하자.

아트만설

[아트만설은 다음과 같이 설한다. 아트만은] 단일하며 위대한 자기이고, 푸루샤이며 신(deva)이고, 일체에 편만해있으며 모든 부분에 감추어진 것과 같이 존재하며, 이성을 갖추고 속성을 전혀 가지지 않는 최고의 존재다.(『고맛다사라』「카르마장」881)

이 텍스트『고맛다사라』는 자이나교의 분파 중 하나인 공의파空衣派의 교리집으로 9세기에 지어진 것이다. 시대가 조금 아래로 내려오지만 '아트만설'의 사고방식을 정의적으로 제시하고 있기 때문에, 먼저 다루어보았다. 같은 사고방식을 제시하는 것을『수야가당가』에서 인용하면 다음과 같은 설명도 있다.

[아트만론자는 다음과 같이 말한다.] 미현현이고 위대하며, 영원하고 불괴이며, 불변인 푸루샤, 그 존재는 마치 달이 별들에 대해서 그러한 것처럼 모든 점에서 하나의 예외도 없이 다른 존재물에 대해서 완전한 자로서 현현한다.(2·6·47)

이처럼 근원적 일자로서 아트만을 주장하는 설은, 일원론적이며 그 일자만을 실재로서 인정한 것이라 할 수 있다.

이 아트만설에서 근원적 일자가 무엇인가라고 하는 것에 대해 비인격적이며 원리적인 최고 존재라고 하면, 이 아트만설에서 발전한 근원적 일자가 다시 인격적인 신의 모습을 취하고서 현현하는 것이 주재신 이슈바라다. 기원전 3세기 무렵 아마도 인도에서 유신론이 시작되었다고 생각되지만, 그것은 앞서 본 『슈베타슈바타라·우파니샤드』에서 처음으로 나타나게 된다. 그리고 시바교나 비슈누교와 같은 후대의 힌두교에서는 지배적인 지위를 점하기에 이른다. 여기서는 그 초기의 모습을 제시한 것으로서의 이슈바라설을 살펴보기로 하자.

이슈바라설

이러한 인간이라는 존재는 무지이며, 자기 자신(아트만)의 행과 불행도 자기 스스로 어떻게 할 수 없다. 이슈바라에게 재촉을 받아 천국으로 또는 지옥으로 가지 않으면 안 된다. (『마하바라타』 3·31·27)

고대 인도의 대서사시『마하바라타Mahābhārata』의 이 시절은 다수의 논서나 주석서에 인용되고 있다. 이것이 이슈바라를 인간존재의 모든 것을 지배하는 존재로서 설하는 대표적인 시절이었음을 알 수 있다. 후대에 이르면 유신론적 경향을 갖는 몇몇 학파는 이 주재신 이슈바라를 그 학설 체계 내에서 수용하려는 노력을 하게 되지만, 그것에 관해서는 다음 강의에서 살펴볼 것이다. 여기서는 이슈바라에 대한 사람들의 소박한 관념을 살펴보고자 한다.

위의 시절은『마하바라타』의 여주인공 드라우파디 Draupadý가 발언한 것이다. 눈이 먼 왕 드리타라슈트라 아들들의 책략에 의해서 이성을 상실하고 도박으로 패가망신하여 모든 것을 잃어버린 맏형 유디스티라 Yudhisthira. 그에게 이끌려서 판두의 5형제와 그의 아내 드라우파디는 숲에 머물게 된다. 어느 날 비탄에 빠져 있는 드라우파디는 남편이자 법관인 유디스티라에 대해서 푸념을 늘어놓지만, 그것은 어느샌가 신神에 대한 비난의 언어로 바뀐다.

세간 사람은 누구라도 이슈바라의 지배하에 있습니

다. 자기 자신(아트만)의 지배하에 있는 것이 아닙니다. 이것에 관해서도 다음과 같은 오래된 전해오는 말을 예로 들 수 있습니다. "실로 주재신인 창조주(따뜨리)만이 살아있는 생명들에게 미리 그 종자를 뿌리면서 즐거움과 괴로움을, 사랑과 미움을 배분한다." 마치 목제인형이 [사람에게] 조종되어 그 동체와 수족을 움직이는 것처럼, 이들 살아있는 생명들도 [신에 의해 조종되어 지체를 움직이는 것입니다.] …창조주에 있어서는 전지田地라 불리는 이 신체는 다만 도구에 지나지 않습니다. 신은 그 자의 신체에 의해서 선과 악의 과보를 초래하는 업(karma)을 짓는 것입니다. …존귀한 신은 좋은 것처럼 결합한다든지 분리한다든지 하여 자식들이 이것저것 장난감을 가지고 노는 것처럼, 살아있는 생명들을 도구로 하여 놀고 있습니다. … 고귀한 가르침을 벗어나서 잔혹으로 탐욕으로 법을 한번도 돌아보지 않는 드리타라슈트라의 자식들, 그러한 그들에게 행운을 주시고 창조자는 어떠한 과보를 얻는 것일까요? 행해진 행위의 결과는 반드시 그 행위자에 따라오며 다른 곳으로 갈 수 없다[는 것이 업의 이법입니다]. 그렇다면 반드시 이슈바라는 [자기 자신이 행한] 죄가 깊은 행위로 오염될 것입니다. 또한 만약 죄가 깊은 행위를 하면서 [업의 이법이 작동하지 않고] 그 결과가 행위자에게 행해지지 않는다면, 이 세상에는 폭력만이 [모든 것을 지배하는] 근본원인인 것이 됩니다. 나는 힘이 없는 사람들을 앞에 두고 자비를 베풀 뿐입니다. (『마하바라타』 3·31·20-42. 일부 생략)

끝없는 폭력에 시달리는 사람들의 한탄은 어느 시대에도 변함없지만, 여기서 주목해두어야 할 것은 이슈바라에 관해서 말하면서 그것이 업karma의 담론이 되고 있다는 것이다. 업의 관념은 신비적 색채가 강한 근원적 일자의 관념의 어느 것을 취하는 대신에 전혀 다른 원리로서 인도인에게 강박관념 같은 것이 되지만, 그것에 관해서는 5강에서 살펴보도록 하자. 이 드라우파디의 말에는 폭력적인 운명의 힘에 대한 한스러운 메아리가 느껴진다. 실제 운명을, 이 세계를 성립시키는 근본원인이라고 하는 설도 있기에 그것을 다음 절에서 살펴보도록 하자.

결정론 - 결정설

『슈베타슈바타라·우파니샤드』가 근원적 일자로서 열

거한 것 중에서 시간kala, 자성svabhāva, 결정niyati, 그것에 우연yadṛccha이라고 말한 것은 그 어느 것이든 '운명'이라든가 '숙명'과 같은 관념과의 관계를 생각하게 한다. 그것들은 또한 어느 것이든 (적어도 현대의 우리들에 있어서는) 언어의 의미로서는 인격적인 신의 모습을 떠올리게 하는 것이 아니라 추상적인, 그렇기에 비신화적인 설과 같이 생각할 것이다. 현상계의 개개 사물이 생겨나서 소멸하고 드러나고서는 사라지는 것은 무엇 때문인가? 그것을 결정론적인 사고방식에서 설명하고자 제시된 것이 이러한 설이다. 이들 설에서는 자기(아트만)의 활동과 함께 인간의 자유의지도 또한 부정되며 나아가서는 인과관계조차도 그 존재가 부정되는 경우가 있다. 여기서 우선 '결정'의 설부터 살펴보고자 한다.

우리들은 육사외도의 설을 2강에서 살펴보았지만, 그들 가운데 막칼리·고살라는 철저한 운명론, 결정론을 설한 사람이었다고 소개했다. 그의 주장을 그대로 전하는 이 파의 경전은 남아있지 않다. 여기서도 또한 육사외도의 활동을 기록하고 있는 불전『사문과경』을 보고자 한다.

[살아있는 모든 존재에게는] 그 존재 자신에 의해서 행해진 행

위는 존재하지 않고 다른 존재에 의해서 행해진 행위도 존재하지 않는다. 인간에 의해서 행해진 행위는 존재하지 않는다. [그렇기에 업의 이법은 존재하지 않는다.] 체력이 없다면 정력도 없다. 의지하는 힘도 정진하는 힘도 존재하지 않는다. 모든 살아있는 존재들은 자발적인 결정력도 없고 체력도 없고 정력도 없다. 결정niyati과 운명samghadi과 자성svabhāva에 의해서 전변케 한다. 여섯 종류의 탄생 속에서 즐거움과 괴로움을 경험한다.(『사문과경』)

이것이 결정niyati설이라 불리는 고살라의 주장이다. 절대적인 결정론과 행위에서 자발적인 의지와 노력의 부정이 그 특징이다. 같은 주장은 자이나교의 경전이나 논서 속에서 자주 언급되고 있다. 『수야가당가』에서도 발견할 수 있으며, 앞서 본 푸루샤설에 이어서 제4의 주장으로서 설해진다. 고살라는 마하비라와 함께 6년간 수행했다고 말해지며, 그 결과로서 자이나교의 텍스트 가운데 고살라의 전기나 그 주장에 관한 전승이 다수 남겨졌을 것이다. 그리고 그중에는 6세기 자이나교 사상가 삿따세나·디바카라에게 귀속되는 『결정에 관한 32송niyati tva dvātriṃśika』과 같은 '결정'설을 전적으로 다룬 논고도 지어져 있는 것이다.

　그렇다고 해도 모든 것이 미리 결정되어있는 것이라면 무엇을 하든 아무 소용이 없다. 혹은 무엇을 해도 좋을 것이다. 하지만 고살라는 나체 고행자였다고 말해진다. 무엇 때문에 그는 고행했던가? 그것도 '결정'이었기 때문이라고 말하는 것은 답이 되지 않는 것은 아닌가? 실로 이 문제는 자이나교에 있어서도 중대한 문제였다. '업의 이법'이란 전생의 행위 결과가 금생 나아가서는 그 앞의 내세에 있어서 존재의 존재 방식마저도 결정되어있다는 것이다. 그렇다면 이번 생에 아무리 노력해도 이번 생에 있어서 그 생존의 존재 방식을 바꿀 수 없는 것은 아닌가?

　그것만이 아니다. 이번 생의 노력이라는 행위는 오히려 한층 더 결과를 내세에 초래하는 것으로 되어 언제까지 경과해도 행위 결과는 제로로는 되지 않는다. 그렇게 되면 영원히 해탈할 수 없게 된다. 어떻게 하면 좋을까? 자이나교가 생각한 것은 "그렇다면 행위를 하지 않으면 좋다"라는 것이었다. 이 결론은 힌두교의 성전인 『바가바드·기타Bhagavad·Gītā』(1세기 무렵 현재 형태가 성립)와도 같지만, 자이나교 경우는 기둥과 같이 우뚝 솟은 채로 있는 것 즉 직립 부동, 이것이 이상理想이다. 자이나교는 이 부동 실천에 의해서 과거의 행위 결과를 소멸시킴과 함께 행위 결과를 새롭게 창출할 수도 없다고 생각한 것이다.

이에 대해서 고살라는 가령 행위를 하지 않아도 과거의 행위 결과를 소멸시키기까지는 불가능하다고 생각했다. 어리석은 자나 현명한 자 누구도 840만 대겁大劫이라는 장대한 기간, 윤회가 계속되며, 이윽고 '결정적으로' 괴로움을 소멸하여 해탈한다고 생각하고 있던 것이다. 역시 고행도 '결정'이라고 생각하고, 가령 무의미하다고 해도 그는 고행을 수행하여 해탈을 성취했던 것이다.

결정론-시간설

시간이 우리를 속박한다. 사람은 시간에 쫓겨가면서 살아간다. 현대를 살아가는 우리도 시간이 운명과 같이 인간을 지배하고 있는 것은 아닌가 생각할 수 있다. 하지만 고대 인도인들이 시간에 대해서 품고 있는 감정은 극히 구체적이며 실감적이며 압도적이었던 것 같다. 시간 kala설의 주장을 제시하는 것으로서 다음 시절이 다수의 텍스트에 인용되고 있다.

시간은 살아있는 존재들 모두를 성숙시킨다. 시간은 태어난 모든 것들을 다시 죽음으로 이끈다. 시간은 사람들이 잠자고 있는 사이에도 깨어있으면서 감시하고 있다. 실로 시간은 초월하기 어려운 것이다. (『마하바라타』 봄베이판 11·2·24)

이 시절은 『마하바라타』의 표준 텍스트인 푸나판에서는 본문에는 채택되어있지 않지만, 봄베이판 등의 오래된 간행본에는 들어가 있다. 산스크리트 문법 주석서인 파탄잘리(기원전 2세기경)의 『대주해서Mahābhāṣya』에도 이 시의 전반 부분과 같은 시절이 있다. 또한 상키야파의 『상키야송』(5세기경)에 대한 가우다파다(Gaudapada, 7세기)의 주석이나 불교의 공 사상가 용수의 『중론송中論頌』에 대한 찬드라키르티(Candrakīrti, 7세기)의 주석서 『청정한 언어Prasannapadā』 속에서 인용되어있다. 뒤 두 텍스트 경우에는 모두 철학적으로 시간을 논한 부분에서의 인용으로 비판 대상이 된 것이지만, 그들이 시간이라는 것에 관해서 말하려고 하는 경우에 '시간' 관념으로서 즉시 떠올렸을 것이다.

하여튼 우리로서는 추상적인 관념인 '시간'이, 이 시절

에서는 분명히 의인화, 인격신화해 구가되고 있다(의인화
된 시간을 여기서는 시간이라는 말에 의해서 제시한다). 인도에서 시
간을 이처럼 마치 신과 같이 표현하는 것은『아타르바·베
다』(기원전 1000년경) 이후 전통적인 관념이었다.『아타르
바·베다』에는 시간kala의 노래로서 정리된 일군의 시절
(19·53·54)이 있다. 가령 다음과 같은 노래가 있다.

> 시간은 일곱 가닥의 [빛의] 그물을 가진 말로서 [수레를]
> 끈다. 천 개의 눈을 가지고 늙지도 않고 씨앗이 풍부하
> 다. 시성詩聖들은 영감을 마음에 품고서 그 수레를 탄
> 다. 전 세계의 존재물 모두는 그 수레의 바퀴다. … 시간
> 은 저 천계를 낳았다. 시간은 또한 이들 여러 세계들을
> 낳았다. 이미 존재했던 것도 지금 존재하는 것도 모두
> 시간에 재촉을 받아 전개한다.(『아타르바·베다』19·53·1, 5)

같은 책에서는 '시간은 최고신으로서 천공(天空)을 진행
하며'(19·53·2), '전 세계의 존재물을 성립시키는'(19·53·4)
것으로서 묘사된다. 나아가 "시간으로부터 브라흐만은
태어났다"(19·54·2)라고도 말해지는 것이다. 시간kala에 관
한 이와 같은 관념은 확실히 그것이 근원적 일자의 위치

를 점하는 것을 우리에게 충분히 이해하게 하는 것이다.

낮과 밤의 순환, 봄·여름·가을·겨울 사계의 순환(인도에서는 여섯의 계절[리투]-봄·여름·우기·가을·초겨울·겨울-이 헤아려진다), 해의 순환, 삶과 죽음의 순환과 같은 일상의 장에서의 '순환하는 시간'을 경험하고, 시간이 가진 영원성과 무상성에 관한 관념을 고대의 그들도 또한 갖고 있었다고 생각하지만, 여기서 보이는 것은 압도적인 최고신, 유일의 근원적 일자의 모습이다. 그것은 시간kala이 객관적인 시간이 아니라 '운명'이라든가 '죽음'이라든가 때로는 '죽음의 신'과 같은 것과도 결합하여 관념화되고 있기 때문이다. 따라서 명저『인도철학사』를 쓴 오스트리아의 철학자 프라우발너Erich Frauwallner가 일찍이 지적한 바와 같이 인도의 자연철학을 대표하는 바이세시카파가 철학적으로 '시간'을 논하게 되었을 때는 이 세계 원인으로서의 '시간'이 거기서 논해진 적은 역시 없었던 셈이다.

결정론-자성설

2세기에 쿠샤나 왕조 제3대 카니시카왕의 궁정에서 활약한 불교시인 아슈바고샤(Aśvaghosa, 마명馬鳴)의『붓다의 생애Buddhacarita』는 시성 카리다사(4~5세기)에 앞서서 인도 고전기 여명을 알린 작품이지만, 같은 책에 다음과 같은 시절이 보인다.

가시나무 가시의 예리함을 도대체 누가 만들었는가? 길짐승이나 날짐승들의 이런저런 다양한 성질을 도대체 누가 만들었는가? 모두 이것들은 자성에 따라 그렇게 된 것이다. 자유의지에 의한 행위 등은 있을 수 없다. 더구나 노력 등이 활동할 여지도 있을 수 없다. (제9장 62)

이것은 코살라국 석가족 왕자라는 출생을 돌아보지도 않고 출가를 한 붓다의 마음을 돌리게 하려고 하는 장면에서 왕으로부터 명령을 받은 대신이 왕자를 향해서 한 말이다. 다르마法를 구하고자 강하게 결심하여 해탈로의 길을 스스로 가고자 한 붓다에 대해서 대신은 "좋은 것도 좋지 않은 것도, 되는 것도 되지 않는 것도, 모든 것은 그것의 자성에 근거한다. 그렇기에 의지적 노력 등은 어떠한 역할도 하지 않는다"(58)라는 어떤 사람들의 주장을 소개하여 설득하려고 하였다. 여기서 제시되고 있는 자성 (svabhāva, '그것 자신 본래적 성질')설이다.

여기에도 또한 이 '자성'은 그 무엇이든 '결정'적인 것을 생각하게 하는 것이며, 이 자성설 또한 결정론의 일종이라고 할 수 있을 것이다. 대신으로서는 "모든 것은 결정되어있다고 말해지기 때문에 해탈하려고 분발해도 아무 소용이 없다. 왕이 될 운명에 따르는 것이 좋을 것이다"라고 논리적으로 설득하려고 한다.

대신은 계속해서 "세계 창조는 이슈바라에 의한 것이기 때문에 인간의 노력은 아무 소용도 없다"(63)라든가 "생멸은 자기 자신(아트만)을 원인으로 하지만 생성에는 노력은 필요 없고, 소멸(해탈)에는 노력을 필요"(65)로 한다든가 "그렇기에 베다 규정에 따라서 노력하는 것이야말로 해탈을 가능하게 한다"(66)라고 하면서 모순도 개의치 않고 이런저런 주장들을 병립하고 있다. 설득하기 위해서 자기 자신의 언어가 아니라 타인의 말을 빌린다든지 하게 되면 대개 잘되지 않는다. 결국 설득은 실패로 끝나고 붓다는 자신의 의지에 따라서 출가했던 것이다.

여기에는 자성설뿐만 아니라 이슈바라설이나 아트만설과 같은 것까지가 줄지어 서 있고, 작자인 아슈바고샤가 생존했던 시대에 지금 강의하고 있는 주제라고 할 수 있는 근원적 일자와 관련된 문제가 왕성하게 논의되었음을 알 수 있다.

이 시절은 자이나교의 논서인 『관점차륜』이나 『논리의 비밀의 등불Tarka·rahasya·dipika』에는 이것 자체의 형태로 『고맛타사라』에는 아르따마가디어로 번역되어, 그 어떠한 것도 자성설을 제시하는 시절로서 인용되고 있다. 또한 전반의 언어는 마찬가지로 후반의 '모두 이것들은' 이하를 "도대체 누가 사탕수수를 달게 하고, 전단 나무를 쓰게 하는 것일까? 이것들은 모두 자성에 따라 그렇게 된 것이다"라고 기술하는 것도 있다.

앞서 인용한 쪽은 자유의지도 노력도 부정하는 것이기 때문에 결정론과 관계가 있는 것이며 나아가 쾌락주의나 허무주의라고도 할 수 있는 것이다. 한편 모든 것은 자성에 의한다고 하는 뒤쪽의 인용은 단순한 자성설을 기술하는 것처럼 생각할 수 있지만 실로 이것들은 극히 중대한 문제가 잠재해있다.

우연설, 그리고 무인설

"모든 것은 자성에 따라 그러하다"라고 하는 주장은 "그것 이외에는 원인은 없다"라는 것과 관련을 맺으며

"모든 것에는 그것 이외의 다른 것에 결정된 원인은 없다"라는 것을 말하는 것과 같다. 이는 모든 것은 상황이나 순서에 따라서 우연히 일어난다고 하는 우연설 yadṛccha과 마찬가지다. 우연설의 경우는 모든 것이 그러한 것은 시간과 장소에 의한다고 말함으로써 자성이 한정적으로는 원인임을 인정하는 것이지만, 이 주장이 극단이 되면 존재에 원인이 있다는 점을 전혀 인정하지 않는 '무인설'이 된다.

가령 불교논리학자 다르마키르티(Dharmakīrti, 7세기)는 무인설을 비판할 즈음에 "가령, 가시 등의 예리함 등에는 원인은 없다. 마찬가지로 [괴로움에도] 원인은 없을 것이다"(『지식론평석』 제2장)라는 어떤 사람들의 주장을 다루고 있다. 앞서 자성설에서 사용된 '가시나무 가시의 날카로움'이, 여기서는 무인설을 말하는 것으로서 사용되고 있다. 혹은 더 오래된 것은 아슈바고샤가 활약한 것과 같은 무렵에 성립한 니야야파의 근본경전(『정리경Nyaya·Sutra』, 4·1·22)에도 "무원인에서 존재는 생긴다. 가시의 예리함 등에서 보이기 때문"이라는 대론자의 주장이 보인다.

무인설을 주장한다면 어떻게 되는가? 당연히 모든 원인을 인정하지 않기 때문에 근본원인으로서 신의 존재도 인정하지 않을 것이다. 『정리경』의 논술은 그러한 문맥에서 주어진다. 한편 인과관계의 존재를 인정하지 않는 것으로도 될 것이다. 다르마키르티의 논술은 그와 같은 관련 속에 있다. 자성설은 인도 사상사의 흐름 속에서 긴 사정거리를 갖는 것이 되는 문제다. 이들 발전적인 문제에 관해서는 5강에서 검토할 것이다.

이상 "무엇이 세계의 근본원인인가?", "무엇이 근원일자인가?"라는 질문-가장 빠른 것은 기원전 3세기 무렵에 성립한 『슈베타슈바타라·우파니샤드』에 의해서 질문이 행해지고 그 뒤 초기 자이나교나 불교 경전에도 자주 받게 되는 질문-을 둘러싸고 다양한 논의가 행해졌음을 보았다. 거기서는 브라흐만과 마찬가지로 신격으로서 위치를 점하는 푸루샤나 아트만, 그리고 이슈바라 같은 존재를 말하는 것도 있다면 시간·자성·결정·우연과 같은 어떤 종류의 추상적 원리를 말하는 것도 있다. 또한 뒤에 인도적 관념의 대표가 되는 '업'에 관해서도 살짝 살펴본 바다. 이러한 논의가 어떻게 전개해가는가를 다음 강에서 살펴볼 것이다.

4강 이원론의 전개
- 상키야파

상키야의 사상

　근원적 일자가 세계의 근본원인이라면 어떻게 해서 그것은 우리가 살아가는 이 세계를 만든 것인가? 일자가 이 세계에 어떤 다종다양한 사물을 일거에 만든 것인가? 그렇지 않으면 단계적으로 만든 것인가? 원래 '만든다'라고 말해도 원인이 되어 생기는 것인가, 도구와 재료를 사용하여 만든 것인가? 혹은 현현되는 것인가? 웃다라카·아루니가 그러한 점들을 명확하게는 말하고 있지 않은 것은 지금까지의 강의에서도 언급한 그대로다. 그는 또한 '그대는 그것이다'라는 일자와 개인의 관계를 비유를 사용하여 설명하였지만, 그 관계가 실제로는 어떻게 해서 성립하는가는 애매한 채로 남아있다.

　이러한 점들을 명확하게 하고자 한 것이 상키야 사상이다. 상키야파는 웃다라카의 사상을 받아들여 그것을 발전시켰다고 할 수 있다. 그들은 근본원인에서 세계가 만들어지는 과정을 '실재tattva'의 단계적인 전개로서 설명하고 있다. 우선은 상키야파의 설명을 살펴보자. 『상키야송(상키야·카리카Samkhya·karika)』이라는 학설강요서는 전체 72개 시절로 구성되어있지만, 제22~38시절에서 근본원인으로부터 이 세계가 만들어지는 과정에 관해서 다음과 같이 기술한다.

근본원인(프라크리티, prakṛti)에서 이성(붓디, buddhi)이 [생긴다]. 그것(이성)에서 자아의식(아함카라, ahaṃkāra)이 [생긴다]. 그것(자아의식)에서 16의 그룹이 [생긴다]. 그 16개의 범주 가운데 다섯의 [미세요소tanmātra]에서 다섯의 조대요소bhūta가 [생긴다]. …그 자아의식에서 [생기는 16의 그룹은] 두 종류의 그룹으로 나누어져 생긴다. 즉 11의 그룹과 다섯의 미세요소의 그룹이다. …그 다섯의 [미세요소]에서 다섯의 조대요소가 [생긴다].

각각의 실체에 관한 설명적인 부분을 생략하여 핵심만을 쫓아가면 위와 같다. 『상키야송』은 상키야파의 현존하는 성전으로서는 가장 오래된 것이지만, 이슈바라·크리슈나Íśvara·Kṛṣṇa라는 이 파의 철학자에 의해서 이것이 저술된 것은 5세기 무렵이었다. 상키야 사상의 성립 자체는 극히 오래되었는데, 뒤에 언급할 요가 사상과 함께 대서사시『마하바라타』속에도 상키야적인 다양한 주장을 볼 수가 있으며, 이 파에 속하는 초기 사상가의 이름도 약간 전해온다. 하지만 그들 저작은 모두 산실되어 단편만이 전해질 뿐이다.

이슈바라·크리슈나가 이 책을 저술한 5세기가 되면 다른 학파의 근본경전은 이미 완성되어 유통되고 있던 시기다. 또한 자파의 주장도 이미 충분히 체계화되었을 것이다. 그와 같은 상황 속에서 그는 다른 파의 사고방식도 충분히 배려하면서 이 강요서를 썼다고 생각되며, 또한 이것은 철학적으로도 완성도가 높다. 그러므로 이 책에 대한 주석서도 많이 남아있다. 여기서는 이들 주석서를 바탕으로 우선은 위의 문장에서 제시된 상키야파의 사고방식을 설명하려고 한다.

스물네 개의 실체와 푸루샤

'근본원인', '이성', '자아의식', 그것에서 생기는 열한 개와 다섯 합해서 열여섯 개의 실체의 그룹, 그리고 후자의 다섯에서 나아가 생기는 다른 다섯의 실체, 세계 창조에 관한 것은 이들을 합해서 스물네 개의 실체다. 조금 더 상세하게 살펴보기로 하자. 자아의식에서 생기는 열여섯 개의 실체라고 하는 것은 열한 개의 '기관(indriya, 根)'과 다섯 개의 '미세요소'를 말한다. 이 가운데 열한 개의 기관이란 귀·신체·눈·혀·코 다섯의 지각기관과 발성·손·발·배설·생식 다섯 행위기관과 하나의 사고기관 manas이다.

한편 다섯의 미세요소와 그것으로부터 생긴 다섯의 '조대요소'에 관해서는 실은 『상키야송』에 구체적인 설명이 없다. 하지만 소리·감촉·색깔·맛·향의 다섯이 미세요소이며, 허공·바람·불·물·대지의 다섯이 조대요소인 것은 모든 주석서가 일치하는 것이어서 이론은 없다. 또한 '탄마트라tanmātra'를 여기서는 미세요소라 하였지만, 낱말의 원뜻은 '그것만'이라는 의미이며 '미세'라는 의미는 원래 들어가 있지 않다. 다만 눈에는 보이지 않지만, 확실히 원인으로서 존재하고 있는 것으로부터 '미세'로 여겨지는 것이다. 한편 '원소'로 번역된 적도 있는 '조대요소'에 관해서도 '부타bhūta' 그것에는 '조대粗大'라는 의미는 없다. 다만 불이나 물과 같은 구체적인 것으로서 눈에 보이기 때문에 '조대'라고 말해지는 것이다.

그런데 이 가운데 최초의 근본원인 이외의 스물세 개 범주는 세계의 안에 '현현하는 것'이며, 근본원인은 '현현하지 않는 것'으로 여겨진다. 그리고 그들 스물네 개의 실체 이외 또 하나, 전적으로 독립하여 '아는 자'라는 실체가 세워진다. 즉 이것이 '푸루샤'다. 이상은 스물다섯 개의 실체가 되며 이것이 상키야의 '25원리설'이라 말해 지는 것이다. 여기서 '아는 자'라고 여겨지는 푸루샤에 관 해서는 베다나 우파니샤드에서 그 근원적 일자로서의 모 습을 이미 앞 강의에서 살펴본 바가 있다. 거기서는 푸루 샤는 '원인'이라는 신화적인 모습을 보이면서 근본원인 그것으로서 말해지고 있었지만, 이 상키야설에서 푸루샤 는 역시 물질적인 세계의 창조에 전혀 관여하는 것이 아 닌, 순수하게 정신적인 것으로서 위치 지어지는 것에 주 의하지 않으면 안 된다.

앞의 강의에서 본 바와 같이 자이나교의 성전 『수야가 당가』에도 푸루샤를 '지적인 것'이라고 하는 주장이 보이 지만, 상키야의 사상에서 '아는 자'로 간주하는 푸루샤는 완전히 신화적인 형상을 탈각하여 인간 한 사람 한 사람 의 개아(개별적 자아), 아트만(자기)으로 간주된다. 『상키야 송』에 따라 그 특징을 살펴보면 그것은 '다수'다. 그것은 '속성을 가지지 않고 단지 보는 자이며, 홀로 존재하고 중립이며 관찰자이며 그 어떤 것도 하지 않는 자'가 된 다. 푸루샤(자기)는 '그 어떤 것도 하지 않는 자'라고 말하 지만, 우리들의 일상적 경험의 주체는 푸루샤가 아닐까?

『상키야송』은 이러한 극히 당연한 의문에 대해서 그것은 "[물질을 구성하는] 3요소(구나)가 실제의 활동 주체인데, 활동에 무관심한 푸루샤가 활동의 주체인 것처럼" 보고 있는 것에 지나지 않는다고 말한다. 푸루샤가 정신적인 존재인 한 그것이 물질적인 원인으로서 사물을 생산한다는 활동은 할 수 없는 것이라고 상키야의 사상가는 생각했다. 거기서 푸루샤를 대신하여 근본원인의 위치를 점하게 되었던 것은 물질적 근본원인으로서의 프라크리티 prakṛti다.

푸루샤와 프라크리티

그렇다면 물질적인 근본원인만으로 세계 창조는 일어날 수 있을까? 그렇지 않다. 『상키야송』에는 "푸루샤는 [세계 창조를] 보기 위해 프라크리티는 푸루샤의 독존(해탈)을 위해서 양자는 한 조가 된다. 그것에 의해서 창조가 있다"[21]고 말해진다. 푸루샤는 '보는 자'이며, 프라크리티는 '보이는 자'다. 그리고 양자는 한 조가 되어 세계 창조가 행해지는 것이다. 이것이 정신과 물질의 이원론으로 간주되는 상키야의 사상과 다름이 없다. 이렇게 해서

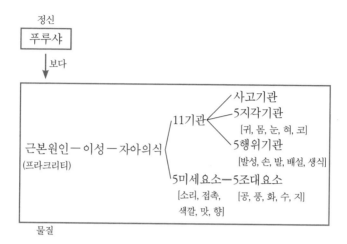

최초에 본 바와 같이 근본원인에 의해서 행해진 세계 창조의 과정이 가능했다. 이를 그림으로 제시하면 위의 그림과 같다.

여기서 근본원인과 그것으로부터 생산되는 것에 관한 일반적인 설명을 해보고자 한다. 우선 근본원인은 다른 무엇인가가 변이한 것이 아니다. 한편 이성, 자아의식, 5미세요소 등의 일곱이 변이한 것이며 또한 원인이 되는 것이다. 다른 한편 11기관과 5조대요소는 변이한 것이지만, 다른 존재의 원인으로는 되지 않는 것이다. 근본원인에서 생산된 것은 세계 내에 '드러나는 것'이라 말해지지만, 그 일반적인 특징은 다음과 같은 것으로 여겨진다.

(a)'드러난 것'은 (1)원인을 가지며, (2)영원하지 않으며, (3)편재하지 않으며, (4)활동하며, (5)다수이며, (6)다른 것에 의존하며, (7)소멸하며, (8)부분을 가지며, (9)타율적이다. 이것에 대해서 이들 특징과는 반대의 것을 특징으로 삼는 게 '드러나지 않는 것'으로 간주되는 근본원인이다.

또한 다음과 같이 말해진다.

(b)'드러나는 것'은 (1)3요소로 이루어지고, (2)[3요소와] 다른 것이 아니며, (3)[보는 자인 푸루샤의] 대상이며, (4) [개개의 푸루샤에 있어서] 공통의 존재이며, (5)비정신적이며, (6)생산하는 것이다. ['드러나지 않는 것'인] 근본원인도 [이 여섯의 점에서는] 마찬가지다.

이것에 이어서 "푸루샤는 그것(근본원인)과 반대임과 동시에 같기도 하다"라고 말해지지만, 이것은 푸루샤가 (a) 군의 특징을 가지지 않는 점에서는 근본원인과 같지만,

(b)군의 특징을 가지지 않는다는 점에서는 근본원인과 다르다. 그런데 지금 근본원인과 그것으로부터 생산되는 '드러나는 것'은, 3요소로 이루어져 있고 3요소와 다른 것이 아니라는 점이 언급되었다. 이 '3요소guṇa'설도 또한 상키야 사상의 중요한 점이다. 이에 대해서 조금 더 살펴보자.

3요소설

대서사시『마하바라타』가운데 오래된 상키야의 사고방식이 남아있다는 것은 앞서 언급하였지만, 대서사시 일부분을 구성하며 오늘날까지도 힌두교 소의경전으로서 애창되고 있는『바가바드·기타』에는 다음과 같은 일절이 있다.

순질(純質, sattv)·격질(激質, rajas)·암질(暗質, tamas)이라는 프라크리티로부터 생긴 요소들(guṇa)이 불변불멸의 개아(신체의 주인, 혼)를 신체에 결박한다.(14·5)

같은 책은 이 뒤 인간존재를 한정하여 다양하게 작용

하는 이들 3요소에 관해서 말하고, 나아가 17장에서는 신앙·음식물·제식·고행·보시, 최종장인 18장에서는 다양한 행위가 '순질'·'격질'·'암질'의 3종으로 분류되어 열거되고 있다. 이와 같은 논술을 보아도 알 수 있는 바와 같이, 다양한 사물 내에 '순純'(靜·질서)·'격激'(動·혼란)·'암暗'(鈍·정체)이라는 세 개의 요소를 이래저래 인정한다는 것은 상키야 사상의 체계가 확립되기 이전부터였다고 생각된다.

하지만 체계화된 상키야 사상에서는 이 3요소는 사물의 기본적인 구성요소, 요컨대 '원리'로서 인정되며, 모든 사물은 이 세 개의 요소로부터 구성된다고 생각한다. 요컨대 정신적 실체인 푸루샤 이외에 근본원인을 비롯한 물질적인 스물네 개의 실체는 모두 3요소에 의해서 구성되는 것이다. 3요소는 실체와 다른 것으로서 실체를 한정하고 있는 것이 아닌, 실체 그것이다. 『상키야송』은 다음과 같이 말한다.

순질은 경쾌하고 비추는 것이며, 격질은 분기시키고 활동적인 것이며, 암질은 둔중하며 덮어 가리는 것이라고 인정된다. [기름과 불과 등불의 심지가 하나가 되어] 등불[로서 같은 하나의 대상을 비추는 것]과 마찬가지로 [3요소는 한꺼번에 사물로서] 하나의 목적을 위해서 활동하는 것이다. ['드러나는 것'은 3요소와는] '다른 것이 아니'라고 말하지만, 그것은 ['드러나는 것'의 모두가] 3요소로부터 성립하며, 그 역(3요소로부터 성립하고 있지 않은 것으로 '드러나는 것'과 같은 것)은 결코 없는 것에 근거해서 증명된다. 결과는 원인이 가진 3요소[와 같이 3요소]를 본질로 하면서 ['드러나는 것'의 원인인] '드러나지 않는 것'(근본원인)도 [같이 3요소를 갖는 것이] 증명된다.(『상키야송』13, 14)

근본원인인 프라크리티에서 다섯의 조대요소(지·수·화·풍·공)에 이르기까지 나아가서는 그것들로부터 생겨나는 일상 세계의 대상, 가령 눈앞에 존재하는 하나의 커피 커틀릿coffee-cutlet에 이르기까지 세계에 존재하는 모든 사물은 순질·격질·암질의 3요소에 의해서 구성된다. 모든 것은 3요소의 합성체다. 이것이야말로 상키야의 근본적인 사고방식이다.

우리는 1강에서 웃다라카의 교시로서 현상계의 모든 사물을 열·물·음식물이라는 세 개의 기본요소의 집합체로서 이해하는 것, 이것이야말로 현상계의 성립을 이해한 것이 됨을 보았다. 상키야 사상가들은 이 웃다라카의 사상을 계승하여 여기서 보는 것과 같은 3요소(구나)설로서 발전시킨 것이다. 그것은『상키야송』의 후반에 드러난 원인과 결과의 관계에 관한 사고방식에도 보인다. 즉 상키야의 사상을 특징지우는 하나의 사고방식, 즉 '인중유과론因中有果論'이 그것이다.

인중유과론

모든 것이 3요소에 의해 구성된다면 왜 모든 사물은 같은 것이 되지 않는가? 눈에 보이지 않는 근본원인도 눈앞의 현상계의 사물들도 함께 3요소로 구성되어있고, 게다가 모든 것은 이 근본원인에서 생긴 것이라면 모든 것은 똑같이 드러나는 것은 아닌가? 그런데도 왜 세계는 이렇게 다양할 수 있을까? 3요소설을 주장했다고 해도 또한 이 질문을 하지 않을 수 없다. 이에 대한『상키야송』의 답변을 보도록 하자. 제15시절에서 근본원인으로서의 일자가 존재하는 것을 증명하고 나서 다음의 16시절에서 다음과 같이 말한다. 주석에 따라서 조금 보충해서 번역해보면 다음과 같다.

[이 세계에는] 그 원인으로서 하나의 '드러나지 않는 것'(근본원인)이 존재한다[고 하는 것이 증명되었다]. 이것에 대해서 만약 근본원인이 하나라고 한다면 도대체 어떻게 해서 그것이 다수의 결과를 생산하는 것인가 묻는다면 다음과 같이 답해진다. 일자인 근본원인은 순질·격질·암질의 3요소의 평형상태로서 성립한다. 그 3요소에서 3요소의 평형상태가 붕괴되었을 때 근본원인의 활동이 시작되는 것이다. 그리고 근본원인은 3요소가 집합한 상태에 있기에 그것으로부터 드러나는 것을 산출하는 것이다. 그것은 전변(pariṇāma)에 의해서 현상계에 드러나는 것이다. 마치 물이 섞이는 정도에 따라서 다양하게 맛을 바꾸는 것과 마찬가지로 3요소의 각각의 합성 정도의 차이에 의해서 이성, 자아의식, 미세요소, 기관들, 조대요소로서 또 현상계의 눈에 보이는 다양한 사물로서 드러나게 되는 것이다. (16)

여기서 비로소 '전변pariṇāma'이라는 말이 사용된다. 『상키야송』에서는 또 한 부분, 제27시절에서도 이 말은 사용되지만, 거기서는 '기관들의 다양성과 각종의 외계의 개물은 3요소의 전변에 근거하여'라고 말해진다. '전

변'은 근본원인에서 전개해가는 여러 실체들, 그리고 현
상계의 사물들이 모두 다 같이 3요소의 합성 정도 차이
에 의해서 다양하게 변화하여 드러나게 된다는 것을 말
하는 것이며, 상키야파의 인과론인 인중유과론과 밀접한
관계가 있는 중요한 개념이다(따라서 전변이라는 번역어는 근본
원인이 다양한 사물로 변용되고 전개[pariṇāma]하는 데 있어 상키야의
입장에서 말하는 경우에 한정해 사용하고자 한다).

　인중유과론이란 글자 그대로 '원인 가운데 결과가 존재
한다'라는 의미이지만, 엄밀하게 말하면 '원인이 결과를
산출하기 전에 결과는 원인 속에 존재한다'라는 주장이
다. 다만『상키야송』의 작자가 생각하고 있는 '원인kāraṇa'
과 '결과kārya'에는 주의가 필요하다. 인과성의 문제에 관
해서는 다음 회의 강의에서 다룰 것이지만,『상키야송』을
지금까지 살펴보고서 알 수 있는 것처럼 여기서는 '원인'
이라는 말은 오로지 질료인을 가리켜서 사용된다.

　이것에 대해서 현대의 우리는 어떤 사상事象에 관해서
그 '원인'을 묻는 경우, 그것의 동력인(작용인)을 생각하는
것이 보통이다. 가령 '무엇이 그녀를 그렇게 하도록 하는
가?'라고 묻는 경우처럼 말이다. 우리는 그녀의 행동 동
기나 목적, 혹은 사고방식 가운데 '원인'을 구하지만, 그

녀를 낳은 어머니가 '원인'이라고 하는 것은 -확실히 원인이지만- 생각할 수 없을 것이다. 게다가 더 중요한 것은 상키야의 사상에서는 결과는 원인으로부터 출발할 뿐 아니라 원인으로 '귀멸歸滅'하는 것이다. 앞의 그림에서 본다면 상키야의 인과론은 근본원인에서 현상계로의 전개뿐만 아니라 현상계에 존재하는 5조대요소나 기관에서 근본원인으로 역방향 수속의 흐름도 포함하여 생각되는 것이다.

근본원인으로 귀멸

　세계의 근본원인은 물질적인 프라크리티다. 그것이 정신적인 푸루샤와 만남으로써 세계의 창조가 시작된다. 하지만 푸루샤는 '보는 자'이며 활동은 전혀 하지 않는다. 한쪽의 프라크리티는 보이는 것에 의해서 마치 자동기계와 같이 창조를 개시한다. 우리는 앞 강의에서 무엇이든 인격적인 형상을 띤 근원적인 일자의 모습을 본 뒤, 자성自性이라든가 우연偶然과 같은 비인격적인 원리로서의 근원적인 일자의 모습도 보았다. 그것들은 어느 것이라고 해도 인간존재에 대해서 지배적으로 활동하는 것으로서 파악되었다. 그러나 이 상키야의 사상에 이르러서는 그러한 절대적인 근원적 일자의 모습은 소멸해버리는 것처럼 생각된다. 이 점을 근본원인으로 존재들이 귀멸한다는 것과 관련해서 보고자 한다.『상키야송』제15시절은 근본원인의 존재를 증명하기 위해서 다음 다섯의 논거를 거론하고 있다.

> ['드러나지 않는 것'(근본원인)은 가령 보이지 않아도 존재한다.] (1) 개개[의 '드러나는 것']은 각각의 크기가 결정되어있기 때문이다. [그것을 결정하는 것이 존재할 터이다.] (2)개개[의 '드러나는 것']은 모두 함께 [하나의 존재에] 수반하기 때문이다. [하나의 수반되는 것이 존재할 터이다.] (3)개개[의 드러나는 것]은 어떤 능력에 근거하여 현현해 나오기 때문이다. [그 능력을 가진 것이 존재할 터이다.] (4)원인과 결과는 구별되기 때문이다. [결과인 '드러나는 것'과는 달리 원인이 존재할 터이다.] (5)다양한 모습을 하는 것이, [일자에서] 다른 것과 구별이 없는 것으로 되기 때문이다. [일자가 존재할 터이다.](15)

(1)에서 (5)의 논증은 어느 것이나 다 같은 형식을 취한다. 기본적으로는 "이러한 것으로는 무엇인가 그러한 원

인이 다르게 존재하는 것이다"라는 이치에 근거해서 그 다른 것의 존재를 논증하고자 하는 것이다. 목적론적인 신 존재 증명의 일종이라고 말할 수도 있다.

여기서 문제가 되는 논증은 (5)다. 몇 가지 주석은 이 것은 존재들이 그것으로부터 전개하고 그것으로 귀멸하는 근본원인의 존재를 논증하는 것이라 한다. 근본원인이 활동을 멈추었을 때는 드러나는 것은 모두 근본원인 속으로 귀멸한다. 그러한 장소로서 근본원인은 반드시 존재하고 있다. 그리고 그때에는 그들 모든 존재는 거기서 구별이 없는 것으로 되어버린다.

이와 같은 논술에는 역시 무엇인가 신화적인 우주 창조의 남은 잔재 같은 것을 느끼지 않을 수 없지만, 실은 이것과는 전혀 다른 해석을 제시하는 주석이 있다. 게다가 그 주석에서는 더 주목해야 할 기술이 행해진다. 그것을 살펴보자.

신의 변모

문제의 주석은 『도리의 등불Yukti-dipika』이라고 하며 작자는 불명이지만 『상키야송』에 대한 가장 중요한 주석으로 간주된다. 늦어도 700년 무렵에는 성립했다고 생각된다. 거기서 위의 (5)의 논증에 대해서 다음과 같은 주석이 행해진다.

우리들은 개별화된 상태를 '다양한 모습을 한 상태'라고 말하며 개별성이 없게 된 상태를 '타자와 구별이 없다'라고 말하는 것이다. '개별성은 공통성을 전제하고 있기 때문'이라는 이와 같은 의미가 [(5)에 언급된] '다양한 모습을 하는 것이 [일자에서] 타자와의 구별이 없는 것으로 되기 때문'이라고 말하는 것으로 언급되는 것이다.(『도리의 등불』)

이것은 근원적 일자와 개별적 다자의 관계를 원인과 결과 관계가 아니라 일반성과 개별성의 관계로서 파악하고 있다는 점에서 극히 주목해야 할 논술이다. 그것은 웃다라카가 근원적 일자를 '있는 것'이라는 일반자의 모습으로 말하며, 그것과 현상계 사물들 관계를 변용하여 파악한 것과 같은 바가 있다. 반복하는 것 같지만 웃다라카의 '있는 것'은 그만큼 인격적인 형상을 띤 것은 아니었다. 근원적 일자가 인격적인 '신'의 모습을 띤 것은 그 뒤 관념의 발전 과정에서다.

『슈베타슈바타라·우파니샤드』 1장에서 그것이 주재신으로서의 이슈바라의 모습을 살짝 엿보게 하는 것은 앞의 강의에서 본 그대로다. 지금 다시 그것은 '신'의 모습을 배제하고 속성을 가지지 않은 일반자의 모습으로 거슬러 올라간 것이다. 『도리의 등불』에서는 그것을 명확히 제시하는 논술이 그 뒤에 이어진다.

세계의 근본원인은 무엇인가? 원자인가, 푸루샤인가, 이슈바라(신)인가, 행위(카르만)인가, 운명인가, 시간인가, 우연인가, 그렇지 않으면 비존재인가라는 논의다. 그 어느 것이 원래의 원인이 아니라는 이유에서 근본원인인 것이 부정된다. 원자나 행위는 지어진 것이며 결과이기 때문에 원인일 수 없다. 시간은 원래 실재하지 않기 때문에 원인이 아니다. 푸루샤는 이 강의에서도 본 바와 같이 활동하는 것이 아니기 때문에 원래 원인으로는 될 수 없고 이슈바라도 또한 정신성(차이탄야)과 다르지 않은 것이기 때문에 마찬가지로 원인으로는 될 수 없다고 논해진다.

이 뒤 『도리의 등불』에서의 논의는 니야야파와 바이세시카파가 '신'으로서 인정하는 이슈바라의 비판으로 나아가지만, 이것에 관해서 또한 뒤의 강의에서 다룰 것이다. 하여튼 이상에서 상키야파는 이슈바라를 세계의 창조를 행하는 주재신으로서는 인정하지 않는다는 것이 명확하게 되었다.

상키야설은 무엇을 말하고 있는 것인가?

이쯤 하여 시선을 바꾸어서 상키야설은 실은 무엇을 말하고 있는 것인가라는 것을 현대의 우리 입장에서 생각해보고 싶다. 근본원인으로부터 세계 창조의 도식을 조망해보면 의문이 차례로 용해되어가는 것은 아닐까? 물질적인 근본원인인 프라크리티로부터 최초로 만들어진 것인 '이성buddhi'이란 어떠한 것인가? 나아가 그것으로부터 생기는 '자아의식ahamkara'이란 무엇인가? '이성'이나 '자아의식'은 개개의 인간에 관한 것이며 세계의 창조와는 관계없는 것은 아닌가? 세계란 '자기'의 외부에 성립하는 것이다. '자기'의 외부인 장소에 왜 '이성'이라든가 '자아의식'이 생겨나는가? 그것이 의문이다. 그것에 또한 근본원인은 세계를 만들어내는 것이기 때문에 질료인이 아니면 안 된다. 요컨대 물질이다. 그 점에서도 역시 그것은 '자기'가 아니라 '자기' 외부다. 그러한 것에 어떻게 해서 '이성'이나 '자아의식'이 생겨나는 것인가? 그와 같은 '이성'이나 '자아의식'이란 도대체 어떠한 것인가?

상키야 사상이 말하는 바는, 극히 단순한 우주 창조설이었다면 우리는 그것을 변함없이 신화적이라고 생각하면서도 이해했을지도 모른다. 하지만 여기서 말해지고 있는 것은 경험적으로 기묘하다고밖에 생각할 수 없는 주장이다. 거기서 도식 속 스물다섯 개의 실체에 관해서 조금 더 상세하게 고찰해보고자 한다. 우선 푸루샤와 프라크리티다. 푸루샤는 '보는 자'이며 프라크리티(근본원인)는 '보이는 자'다. 양자가 만나서 세계의 창조가 시작된다. '본다'라는 것은 활동이 아닌가 말해질지도 모르지만, '본다'만이라면 활동은 아닐 것이다. 여기서 중요한 것은 그런 말꼬리 잡기식의 질문과 답변이 아니라 여기서 참으로 말하고자 하는 것이 무엇인가를 생각하는 것이다. 여기서 말하고자 하는 것은 '본다', '보인다'라는 주체성과 객체성의 융합에서 우리들의 경험 세계가 성립한다는 것이다.

푸루샤도 프라크리티도 눈에는 보이지 않는 것이며 그 존재는 추리에 의해서밖에 알려지지 않는 초월적인 존재다. 하지만 지금 이렇게 해서 책상 앞에 앉아 있는 '자기'

는 두개골이 열린 눈구멍을 통해서 거기에 있는 두 개의 눈을 통해서 '외부'를 보고 있다. 이 '자기'가 푸루샤이며 '외부'가 프라크리티라고 한다면 어떨까?

확실히 푸루샤(자기)도 프라크리티(외부)도 보이지 않는다. 보이는 것은 이미 현상으로서 존재하고 있는 조대하고 다양한 사물의 모습이다. 지금 이 책을 읽고 있는 독자에 있어서는 '자기'가 보고 있는 것은 이 책이다. 여기서 출발하여 상키야의 스물다섯 개 실체의 도식에 관해서 생각해본다면 어떻게 될까?

인식의 과정과 요가

우선은 눈앞의 이 책에서 시작한다. 책은 스물다섯 개의 실체에서 말하면 물질적인 대상이며 다섯 개의 조대요소인 지·수·화·풍·공 가운데 지의 요소에서 성립하기 때문에(이것은 뭐 그러한 것이라고 생각하고 싶다), 거기에서 조대요소에 관한 인식작용이 일어나는 것이다. 조대요소에 관한 지식은 그 원인인 미세요소가 되어 지각기관에 의해서 인식된다. 미세요소는 지각기관의 인식대상이며 미세요소는 그 내용을 각각에 대응하는 지각기관으로 보내는 것이다. 사고기관이 각 기관으로부터 전해지는 그 내용을 조정해서 통합한다. 자아의식은 그 내용을 '자기'와 결합한다('나는 이 책을 본다,' '이 책은 나의 것이다,' '나에게는 이 책이 흥미롭지 않다'). 그리고 이성이 개념적으로 그 상태를 이해한다. 이 사이 '자기'는 실제로는 그 무엇도 하지 않지만, 이 일련의 과정을 본다. 요컨대 경험하는 것이다. 이 방향이 역방향으로 향하면 상키야설의 도식이 될 것이다.

'자기'와 '외부'의 관계에 관해서 이와 같은 인식을 얻기에 이르기 위해서는 상키야의 철학과 깊은 관계가 있는 '요가'의 여실한 수행에 따라 체득된 경험이 강하게 관계를 맺고 있다. 요가란 감각기관을 제어하고 마음을 한 점에 집중하는 것이며 '보는 자(푸루샤)'가 자기 본래의 상태에 안주하는 것을 말한다. 따라서 요가 교실에서 행해지고 있는 신체 훈련이나 호흡법의 실천-하타 요가로 총칭되는-과는 상당히 다른 것이다.

정려하고 명상하는 것에서 대지 등의 조대한 대상으로부터 미세한 요소로 나아가 좀 더 미세한 자아의식으로부터 이성에 의식을 집중하고 이성보다도 더욱 미세한 근본원인으로 도달했을 때 티끌 없는 투명한 의식상태가 실현된다. 이 마음의 상태가 소멸했을 때 푸루샤의 본래의 상태인 '독존(獨存, 해탈)'이 실현된다고 요가파의 근본 경전 『요가수트라』는 말한다. 이와 같은 요가의 여실한 수행에서 상키야파가 설하는 세계 전개 과정은 실감을 가지고 체험되고 있다고 생각한다.

5강 인과론과 업론
- 세계를 움직이는 원리

'신의 힘도 업의 힘을 이기지 못한다'

가마쿠라鎌倉시대의 불교 설화집에 『사석집沙石集』이라는 작품이 있다. 가명이 섞인 문장으로 익살스럽게 스님들의 일화를 말하고 있는 유명한 책으로, 후세 만담 대본으로도 사용되지만, 그 가운데 '신의 힘神力도 업의 힘業力을 이기지 못한다'라는 말이 나온다[권1 수록(7) 신명神明과 도심道心을 귀히 여기시는 것]. 신의 힘도 업의 힘(인과의 이법)을 이길 수 없다는 이야기다. 비예산比叡山 동탑의 북쪽 계곡北谷 절의 숙소에 머물고 있었던 가난한 스님이 일길日吉대사에게 100일간 참예하고 소원을 빌어 영험을 얻었다. 기뻐서 과보를 기다렸지만, 사소한 일로 인해 오랜 기간 머물러왔던 숙소에서 쫓겨나 어쩔 수 없이 서탑의 남쪽 계곡南谷에 있는 숙소에 방을 빌리게 되었다.

도대체 어떻게 된 일인가? 다시 일길대사를 방문하여 기도하자 신이 나타나서 말했다. "그대는 전생에 큰 선업도 쌓지 못했다. 그런데도 추운 북쪽 계곡에서 양지바른 따뜻한 남쪽 계곡의 숙소로 옮기고 싶다는 것을 해주려고 생각했다. 이 이상은 나의 힘이 미치지 않는다"라고. 사람이 전생에 행한 행위의 결과로서 초래되는 업의 힘은 결정적이기 때문에 도망칠 수도 없고, 신이나 부처의 힘도 이길 수 없다는 것이다. 그렇기에 "신의 힘도 업의 힘을 이기지 못한다"라고 말해지고 있다고 이야기는 맺고 있다.

이어지는 또 하나의 이야기가 있다. 석가가 재세 중에 친척 500명이 태유리吠琉璃태자에게 피살된다. 전생에 어부였던 이 500명은 한 마리의 큰 고기를 바다에서 낚아 죽였던 그 과보 때문이다. 이 큰 고기가 금생의 태유리태자였다. 당시 어린 석가도 약초 잎 하나로 그 큰 고기 머리를 때렸다고 한다. "그래서 지금도 머리가 아프다"라고 석가는 말씀하셨다. 석가모니에게도 괴로움이 있다. 더구나 범부인 우리에 있어서랴! 인과의 이법은 피하기 어렵다는 것이 이 이야기의 골자다.

3강에서 우리는 자기 기분 내키는 대로 하는 주재신 이슈바라의 행동에 대해 어찌할 수 없는 드라우파디의 한탄의 말을 들었다(『마하바라타』). 거기서는 신은 인간을 인과의 이법에 따르게 하면서 자신은 그 이법에서 벗어나 있는 것처럼 압도적인 모습을 보이고 있다.

하지만 지금 여기서 보는 신의 모습은 다르다. 생사윤회를 반복하는 인간은 자기 자신의 행위 결과는 자기 자신이 받는 것으로 결정되어있다. 사람은 부응 없이 고통의 처지에 말려들어 간다. 어찌할 도리가 없는 인간은 그렇기에 신이나 부처에 의지하는 것이다. 선한 행위를 하면 그것이 신이나 부처에게 평가되어 좋은 과보를 얻을 수 있지는 않을까 하여 인간적인 노력을 하는 것이다. 그것이 어쩌면 신으로 존재하는 것인가 아니면 부처로 존재하는 것인가. 신이나 부처의 힘은 업의 힘 요컨대 인과의 이법을 이기지 못한다. 그런 이유로 지금 생에서는 인간은 자기 자신의 경우를 바꿀 수 없다.

의지적 노력은 아무 소용이 없는 것인가?

3강에서 본 근원적 일자의 모습은 인격적이든 비인격적이든 동력인으로서 세계를 성립시키며, 인간존재에 대한 지배력은 절대적이며, 거기서 인간의 의지적 노력은 전혀 어떠한 역할도 하지 못한다. 또한 앞의 강의에서 본 상키야 사상에서는 세계의 근본원인은 물질(질료인)인 프라크리티이기 때문에 그 인과관계에 의해서 성립하는 세계에 대해서는 인간의 행위가 작용할 여지는 역시 전혀 없는 것 같다. 그것에 대해서 이번 강의에서 보는 것은 인간 행위와 밀접하게 관련이 있는 '업karma'의 사상이다.

'업의 이법', 요컨대 '인과의 이법'이라는 것은 인간이 전생에서 행한 행위 결과를 스스로 후생에서 받는다는 원칙이다. 사람은 부지불식간에 무수히 많은 악행을 거듭해왔기 때문에 그 결과 대개 자기 자신도 의미를 알지 못한 채로 언젠가 고통의 경우에 빠지지 않을 수 없고, 또한 그것을 어떻게 할 수도 없다. 그러한 체념의 관념이 늘 따라다니는 것처럼 생각된다. 하지만 이 세상에는 일상적으로 인간은 선한 행위도 하고 의지적 노력도 기울인다. 인간 삶의 방식이라는 관점에서 본다면 '잘 살고 싶다'라고 누구라도 생각하고, 사회적인 관점에서도 인간에게는 잘살지 않으면 곤란한 것이다. 그렇다면 '잘사는 것', '좋은 행위를 하는 것'과 '업'은 어떠한 관계에 있는 것인가? 여기서는 인과성의 관점에서 이 문제를 고찰해보자.

 그런데 3강에서는 아슈바고샤가 저술한 『붓다의 생애』에서 자성설이나 이슈바라설을 제시하여, 붓다에게 출가를 단념하게 하려고 한 대신大臣의 이야기를 살펴보았다. 인간의 운명은 자성에 따라 결정되어있다. 혹은 신에 의해서 결정된다. 그렇기에 노력은 아무 소용없으니, 출가를 멈추라고 붓다를 향해서 설한 이야기다. 붓다는 그러한 설득을 마음에 두지 않고 성을 떠났다는 것이 거기서의 이야기이며 그가 이들 설에 반론했다고 하는 이야기는 아니었다. 한편 같은 서력 100년 무렵에 성립했다고 생각되는 『자타카』에는 전생에서 붓다가 무인설(자성설)이나 이슈바라설을 배척했다는 이야기가 나오고 있다. 『자타카』는 주로 붓다의 전생 이야기를 모은 초기 불전이며 팔리어로 남아있는, 한역에서는 『본생경本生經』이라고 불리는 경전이다. 그 가운데 제528 이야기에 '마하보디의 전생 이야기'라는 다음과 같은 이야기가 있다.

붓다의 전생인 편력행자 보디가 유행遊行 도중에 가까이 간 브라흐마닷타왕의 궁전에는 다섯 명의 대신이 있었다. 그들은 각각 무인설, 이슈바라설, 전생소작원인설, 단멸설, 무인권모설의 논자였다. 보디행자는 그들의 설을 논파하려고 하나의 계책을 강의하고, 사람들로부터 보시를 받은 원숭이 고기를 먹고 털가죽을 쓰고서 왕 앞에 앉았다. 거기서 대신 다섯 명은 왕의 신뢰를 받고 있었던 보디행자를 비난하려고 하여 "원숭이를 죽여서 그 고기를 먹었다"라고 조소한 것이다. 이에 대해 수행자는 "그대의 말에 따라 그대를 신뢰하고 그와 같이 행동한 것에 대해 어떠한 악한 일이 행해지게 된 것인가?"라고 하나하나 질문을 하여 그들을 논파해가는 것이다.

결정론을 논파하다

[무인설이란] "모든 행위는 자성에 따른 것이기 때문에 의
도도 하지 않고서, 해야 할 것도 해서는 안 될 것도 사
람은 행한다"라는 것이다. 그렇다면 의도하지 않고서
행해진 이것이 도대체 어디서 죄가 되는 게 있는 것인
가? 그대의 주장이 바르다면 [그 주장 그대로] 나는 원숭이
를 죽였을 뿐, 잘못은 하지 않았다. 만약 자신의 주장에
서 잘못이 있다고 알았다면 당신은 나를 비난해서는 안
된다. 왜냐하면 당신의 주장이 그처럼 틀렸기 때문이
다. (『자타카』 제528화)

무인설(자성설)은 이렇게 해서 배척되었다. 다음으로 이
슈바라설에 대해서는 만약 이슈바라가 일체의 주재자라
면 죄는 그 주재자에 있다고 하여, '그대의 주장이 바르
다면, …'과 같은 문구를 반복하고 있다. 나아가 전생소
작원인설(전생에 행해진 것에 모든 원인이 있다)이라는 주장에
대해서는 그렇다면 원숭이는 전생의 행위의 과보로 그렇

게 된 것이라고 하여 역시 같은 문구를 반복한다.

단멸설은 "이 세상도 존재하지 않고, 저세상도 존재하지 않는다. 어머니도 존재하지 않고 아버지도 존재하지 않는다. 사후에 태어나서 변하는 존재도 없다. 인간은 4종의 원리(지·수·화·풍)에서 성립한 것에 지나지 않는다"라고 말한 아지타의 주장(2강 참조)을 가리키고 있는 것처럼 "이 세계가 전혀 존재하지 않는다면 도대체 어디에 죄가 되는 것이 있는가?"라고 말하며 이하 같은 문구가 반복된다. 다섯 번째 무인권모설武人權謀說은 필요나 목적을 위해서라면 부모도 처자도 죽여도 좋다고 하는, 목적을 위해서는 수단과 방법을 가리지 않는다고 하는 주장이다. "식료로서 필요와 목적이 있기에 그 주장에 따라 나는 원숭이를 죽였을 뿐, 잘못이라고는 생각하지 않는다"라고 하여 역시 같은 문구를 반복한다.

상대 주장에 따라 행한 행위의 결과를 상대가 조소한다면 그것은 상대가 잘못을 범하게 된다는 논법이다. 대신 다섯 명의 주장은 그 어느 것이든 결정론의 일종이라고 말해도 좋다. 결정론이란 행위의 원인은 직접 행위 주체 이외에 존재한다는 주장이다. 그렇다고 한다면 행위자에 대해서 그 행위의 책임을 물을 수가 없는 것이며, 그 행위를 비난할 수도 없다. 이렇게 해서 대신 다섯 명의 주장을 배척한 보디행자는 다음과 같은 시절을 왕에게 주면서 왕은 법으로 나라를 다스려야만 한다고 말한다.

　만약 정진 노력이나 선악 행위가 없다면 왕은 건축가를 고용한다든지 7층의 고층 누각을 건축한다든지 하는 것은 있을 수 없다. 정진 노력이나 선악 행위가 있기에 왕은 건물을 건축한다든지 건축가를 고용한다든지 하는 것이다. (『자타카』 제164, 165시절)

　이렇게 해서 확실히 의지적 노력이 필요하다는 것이 말해졌다. 하지만 여기에 제시된 논리에서는 약간 약한 것처럼 생각할 수 있다. 게다가 비판의 대상이 된 '전생 소작원인설'은 '업'의 이론 그것이 아닌가? 과거에 행한 행위의 결과는 반드시 자신이 받지 않으면 안 되는 것이라면, 그것을 자신의 의지대로 바꾼다는 것은 불가능하지 않은가? 역시 정진 노력은 아무 소용이 없는 것은 아닌가? 이 점에 관한 논의를 더 살펴보자.

전생소작원인설과 업의 이론

　의지의 자유도 없고, 자신의 행위를 결정할 수도 없으며, 모든 것은 과거(전세)의 행위가 원인이라는 전생소작원인설은 3강에서 살펴본 '운명niyati'설에 해당하지만, 이 관념은 더욱 소급해가면 우파니샤드에서 그 맹아를 볼 수 있다. 여기서도 또한 웃다라카·아루니의 아들 슈베타케투가 조연의 역할을 연출하고 있다. 여기서는 1강과 마찬가지로 『찬도기야·우파니샤드』(5장)를 다루지만, 같은 이야기는 『브리하드·아란야카·우파니샤드』(6장)에도 또한 『카우시타키·우파니샤드』(1장)에도 보인다.

　아버지 웃다라카에게 교육을 받았던 슈베타케투는 집회에서 어떤 왕에게 "인간은 사후, 이 세상에서 어디로 가는가를 알고 있는가?", "어떻게 해서 다시 이 세계로 되돌아오는가를 알고 있는가?" 등의 질문을 받자, "모릅니다"라고밖에 답할 수 없었다. 의기소침하여 집으로 돌아온 아들은 아버지에게 "왜 가르쳐주시지 않았습니까?"라고 힐문하였지만, 그것은 아버지인 웃다라카도 모르는 일이었다. 거기서 웃다라카 자신이 왕의 문하에 나아가 가르침을 받게 된다. 그것이 사후에 사자死者가 가는 두 개의 길, 즉 하나는 '신의 길神道' 또 하나는 '조상의 영혼이 가는 길祖道'에 관한 두 개의 길 이야기다.

왕은 "이 지식은 그대 이전에는 바라문들에게 전한 적이 없다. 그런 이유로 모든 세계 속에 왕족에게만 알려진 가르침이었다"라고 말하고 있다. 여기서도 또한 웃다라카는 새로운 사상과 관련된 인물로서 등장하고 있다. 이이도설二道說은 사후의 재생, 윤회전생의 초기 관념 형식을 우리에게 가르치고 있다. 여기서 이 세상에 있어서 평소 행동의 선함과 악함이 다음 생존의 선악을 결정한다는 관념 즉 '업'의 관념도 드러나게 된다.

다만 이 우파니샤드에 보이는 관념은 그 정도로 결정론적, 운명론적인 것처럼은 생각되지 않는다. 이것이 결정론으로서 성립하기 위해서는 현실 세계의 허망함, 비참함, 고뇌와 같은 것을 실감하며 인간의 힘으로는 어떻게 할 수 없는 것에 대한 절망을 사람들이 경험할 필요가 있었을 것이다. 전생소작원인설과 같은 결정론이 1~2세기에 나타난 배경에는 그와 같은 시대 상황이 있었던 것은 아닐까.

　하지만 원인과 결과의 관계는 그 어떠한 것도 과거의 원인과 현재 결과의 관계에 한정되는 것이 아니다. 과거와 현재의 관계만이라면 그것은 일방적으로 과거에 의해서 현재가 한정된다고 말하는 것도 가능할 것이다. 그러나 현재의 원인과 미래의 결과 사이에도 인과관계는 있다. 과거가 미래마저도 한정해버릴 수가 없다. 미래를 한정하는 것은 현재다. 그렇다면 현재의 나의 행동은 미래를 만드는 것으로 생각할 수 있는 것은 아닌가? '업'의 이론이 새로운 전개를 맞이하는 것은 그와 같은 사고방식 때문이다.

　조금 전에 본 『자타카』에 제목을 취하여 그 이야기를 우아한 산스크리트 시의 문학작품으로 완성한 것으로서 『자타카·마라菩薩本生鬘論』가 있다. 아슈바고샤와 같은 2세기 무렵에 활약한 아리야·슈라의 작품이며, 23장이 조금 전과 같이 '마하보디의 전생 이야기'다. 줄거리는 전적으로 같아서 대신 다섯 명이 각각 자기의 주장을 펼치며 왕을 잘못된 사고로 이끌려고 하는 것을 본 보디행자는 왕을 구출한다는 이야기다. 우선 무인설이 다음과 같이 소개된다. 우리는 이미 아슈바고샤 『붓다의 생애』에서 그것과『자타카』에 있어서 그 소개를 보고 있지만, 이 아리야·슈라의 존재도 아슈바고샤의 존재와 마찬가지로 문학적으로 뛰어나며 뒤의 산스크리트 시문의 사화집詞 華集에도 수록되어있다.

연꽃의 꽃무늬(花柄), 꽃잎(花弁), 꽃실(花糸), 꽃받침(花 托)의 형태나 색깔, 배치나 부드러움 등을 결정하는 것 은 도대체 무엇일까요? 혹은 여기에 있는 새들의 날개 깃을 형형색색으로 물들인 것은 누구입니까? 이 세상의 모든 존재는 항상 그와 같이 자성에 따라 성립하고 있습 니다. (『자타카·마라』 제23장 제17시절)

이것도 이것대로 신의 존재 논증에도 사용하는 그러한 내용이지만, 여기서는 그 외 창조주는 존재하지 않기 때 문에 자성에 따라 그러한 것이라고 하는 논리다. 한편 이 슈바라설은 이 자성설을 부정하여 다음과 같이 말해진다.

이 세상의 존재는 어떤 존재든 간에 원인도 없이 자성 으로부터 생겨나는 것은 있을 수 없습니다. 이 세상에는 일체 위에 서 있는 어떤 무한의 일자가 존재합니다. 그

자는 개별적인 의도를 가지고 스스로 결단하여 이 다종 다양한 세계를 만들고 다시 무가 됩니다. (같은 책 제18시절)

문제의 전생소작원인설이 다음과 같이 언급된다. 그 도입의 언어도 포함해서 번역한다.

'이 세상의 모든 것은 행도 불행도 전생의 행위에 따라 만들어진 것이며, 의지적 노력에 따라 행해질 수 있는 것이 아니다'라고 이처럼 생각하는 다른 대신은 다음과 같이 주장했다. 도대체 어떻게 해서 그(이슈바라설)와 같이 일자가 동시에 개별적인 존재를 근거로 하는 다종다양한 무수의 존재물을 만드는 것일까? 그렇지 않고 그와 같은 일체는 전생에 행해진 행위를 원인으로 하는 것이다. 왜냐하면 행복을 원하여 목숨을 걸고 노력한 자라고 해도 불행에 빠지기 때문이다. (같은 책 19시절)

지금까지의 서술을 보고 알 수 있는 것처럼 아리야·슈라는 논의를 논리적으로 전개하고 게다가 명쾌하다. 이 뒤 지금은 보디행자가 대신들 각각의 설에 반론을 부가하지만 거기서 전개되고 있는 논술은 『자타카』의 경우와 비교해서 역시 논리적이며 행위(업)에 관한 문제가 확실히 확실하다고 작자에 의해 파악되고 있었음을 알 수 있다. 행자는 다음과 같이 반론을 기술한다.

업론의 새로운 전개

만약 원숭이를 지금 죽이는 나에게 죄가 있다면, 그 경우 그 죄는 나에 의해서 지어진 것이며 전생의 행위에 따라 지어진 것은 아닙니다. 또한 만약 하나의 행위는 [반드시] 다른 [전생의] 행위를 원인으로 하는 것이라고 인정된다면, [행위는 반드시 내세에 행위를 낳는 것으로 됩니다.] 만약 그렇다고 한다면 [생존의 연쇄가 단절되는 것 없이] 그 누구도 해탈에 도달할 수가 없을 것이다. 만약 여러 고통의 원인 속에 있으면서 그 사람이 행복한 채로 존재한다든지 역으로 사람을 행복하게 하는 다양한 상태에 있으면서 그 사람이 불행한 그대로라면 확실히 행도 불행도 전생에 행해진 하나의 행위를 원인으로 하여 생긴 것이라고 추리되어야만 할 것입니다. 그러나 행도 불행도 그와 같이 경험될 수는 없는 것입니다. [행복한 사람이 불행하게 된다든지 불행한 사람이 행복하게 된다든지 하는 것입니다.] 그러므로 그 (행이나 불행의) 원인은 유일한 전생의 행위만이라는 것으로 되지 않는 것입니다. [반드시 거기에는 변화를 가져오는 새로운 원인이 되는 새로운 행위가 있는 것입니다.] 그렇다고 해도 [만약 원인이 되는] 새로운 행위는 존재하지 않는다고 한다면 도대체 어떻게 해서 그것(새로운 행위)이 없을 때 오래전의 행위가 원인으로서 있다고 말할 수 있을까요?(같은 책 제42~44시절)

보디행자의 이와 같은 반론에 대해 대신은 침묵하는 것 이외에 할 일은 없었다. 말하고자 하는 것은 불행을 행으로(혹은 행을 불행으로), 고를 락으로 (또는 락을 고로) 전환할 수 있는 원인이 되는 새로운 행위(업)가 있을 수 있다는 것이다. 여기서 기술된 논리가 과연 참으로 유효한지 아닌지는 알 수 없다. 왜냐하면 결정론자는 대개 "그것도 포함하여 이전도 결정되어있는 것이다"라고 말할 수 있기 때문이다.

하지만 여기에서 업의 활동 가운데 인간의 자유의지나 의지적인 노력이 작동할 여지가 보이는 것은 틀림없다. 전생의 붓다인 보디행자는 왕의 신뢰가 자기 자신에 되돌아온 것을 보고 다음과 같이 말한다.

모든 것은 인연에 의해서 성립하고 있다고 보는 사람, 자기 자신의 책임으로 행동하는 사람, 미래의 세계를 믿는 사람, 선을 맹세하고 있는 사람, 자비 깊은 사람, 그와 같은 사람의 누군가가 살아있는 것을 죽일까?(같은 책 제56시절)

이 전생 이야기가 참으로 말하고자 하는 것은, 결정론이 가진 비도덕성, 비사회성이었다고 생각한다. 그것이 목적으로 한 것은 인과의 이법을 결정론과는 다른 도덕적인 원리로 전환하는 것이었다. 이렇게 해서 업의 관념은 '근원적 일자'로서 지금까지 살펴본 결정론적인 혹은 기계론적인 인과성에 관한 것의 그룹을 떠나서 선한 행위는 좋은 결과를 초래하고 악한 행위는 좋지 않은 결과를 초래한다고 하는 인간의 행위와 결합한 도덕적 사회적인 인과성의 원리가 되었다. 결국 업의 원리는 단순한 인과성의 원리도 단순한 도덕법칙도 아닌 그 양쪽의 활동을 갖는 것으로서 성립하고 있다. 이것은 단순히 불교에만 해당될 뿐만 아니라 아마도 인도적인 사고방식이기도 하였다.

다만 여기서 두 개의 파를 배제하지 않으면 안 된다.

하나는 로카야타파, 또 하나는 미망사파다. 이미 본 바와 같이 유물론적인 경향을 가진 로카야타파(차르바카파)는 내세의 존재를 부정한다. 따라서 업의 원리는 작동할 필요가 없는 것이다. 물론 이 세상만으로도 행위의 인과성은 성립하지만, 문제는 내세에 그것의 관계 여부다. 왜냐하면 업의 원리에 의해서 인간은 윤회하고 해탈하기 때문이다. 요컨대 업의 원리에는 인과성과 도덕성과 또 하나 초월성이라는 요소도 필요한 것이다.

한편 베다 제식 중심의 전통적인 세계관을 보존하고 유지하는 미망사파에서는 행위는 항상 베다 제식 행위를 모델로서 파악되고 있다. 따라서 거기에 있어서 도덕성과 초월성의 존재 방식이 불교나 자이나교, 또한 육파 가운데 다른 파와는 다른 것이다. 그것을 확인하기 위해서 우선은 베다 제식 행위에서 내세와의 관계가 어떻게 생각되고 있었던가를 살펴보자.

제식 행위와 그 효력, 그리고 업

제식을 행함으로써 사후에 천계에 태어나 변하는 것을 실현한다. 제식을 중심으로 하는 베다의 세계관에서는 그것은 확실한 것으로서 믿어졌다. "천계에 태어나는 것을 바라는 자는 제식을 행하라!"라는 베다의 규칙은 인간의 행위를 완전히 필연화하는 것으로서 작동한다. 요컨대 이 규칙에 따라서 행위를 하는 한은 반드시 다음의 생에서 천계에 태어나는 것이 실현되는 것이다. 거기에 작동하는 것은 '제식과 보시의 효력'이라는 원리다(사카모토 [고토] 준코阪本[後藤] 純子,「iṣṭā-pūtra '제식과 보시의 효력'과 내세」)

베다의 제식은 제식을 집행하는 제관(바라문)과 제관을 고용하여(제관에게 보시하여) 제식의 집행을 의뢰하는 제주에 의해서 행해지는 것이다. 제관은 제주를 위해서 제식 행위를 행하지만, 사후에 천계에 가는 것은 물론 제주임이 틀림없다. 이것을 일반적인 행위론의 문맥에서는 행위 주체는 제관이지만 행위의 결과를 받는 것은 제주가 된다. 그와 같은 것이 도대체 어떻게 가능한가?

거기서 작동하는 것이 '제식과 보시의 효력'이다. 제식 행위는 제주 개인 속에 어떤 종류의 실체, 잠세력으로서 축적되고, 제주의 사후에 천계에서 발현하여 제주의 천계에서 상태를 결정한다고 여겨진다. 이것은 기계론적인 메커니즘이지, 도덕적인 관념은 아니다(바라문 제관이 어떻게든 만들어낸 구실처럼 생각된다).

요컨대 이 세계에서 제식(선한 일)을 하여 효력을 쌓아 죽어서 천계로 간다. 천계에서는 그 효력이 계속되는 한, 자손이 조상 공양을 하여 효력을 보급하는 한 즐겁게 보낸다. 이렇게 쌓은 효력을 천계에서 다 써버린다면 또한 이 세계에 되돌아와서 또한 제식을 하여 죽게 되면 다시 천국으로 간다.

베다에서 이미 '윤회와 업'의 사고방식이 생겼다고 말해지지만, 베다에서 그 관념은 이와 같이 낙천적인 것인 듯하다. 이렇게 쌓인 재물을 다 써버린 후에 다시 모은다는 발상이기 때문에 논리적인 곤란이 있는 것도 아니다. 도덕적이지도 않고 자유의지가 문제가 되는 것도 아니다. 행위는 거기서는 필연적으로 의무적인 것밖에 없는 것 같다.

이것은 우리가 『자타카·마라』에서 본 바와 같은, 복잡하여 심각한 '업'의 관념과는 전혀 다른 것이다. 앞서 본 '업'은 확실히 베다에서 제식 행위의 결과 생긴 효력과 마찬가지로 인간에게 내세의 생존을 초래하는 실효적인 힘이지만, 지극히 복잡하며 비관적인 관념에서 산출된 것처럼 생각한다.

베다가 인간 생활의 중심에 있었던 시대와는 달리 소

란한 세계 속에 있다면, 아무리 분발해보아도 체면은 서지 않고, 도탄의 고통을 맛보면서 제식 따위는 어찌할 도리가 없고, '선한' 행위 따위는 하고 싶어도 하지 못하는 자들이 많이 나올 것이다. 그자들의 사후는 어떠한 것인가? 천계에 태어나는 것이 가능할 수 없다면 어떻게 되는가? 저 세계 등이 존재하지 않는다는 답도 있지만, 지금보다도 극히 악한 경우, 아귀나 지옥의 세계에 태어날 수밖에 없는 것은 아닌가 하고 두려워하는 자도 나올 것이다. 이와 같은 사고가 생겼을 때만 업의 원리가 새로운 것으로서 성립해가는 것은 아닐까? 말세의 세계에 악인정기설惡人正機說이 출현하는 이유일 것이다.

업과 신득력과 불가견력

이러한 상황 속에서 당시 성립하면서 존재했던 철학의 여러 학파는 새롭게 등장해왔던 업의 원리를 자기 자신들의 철학체계 내에 받아들여지기 위한 논의를 왕성하게 행했다고 생각된다. "행위(제식 행위를 포함한다)가 완료된 오랜 뒤에, 결과(과보)가 생기는 것이 어떻게 해서 있을 수 있는가? 왜냐하면 그 경우에는 원인인 행위는 이미 존재하지 않기 때문이다. 결과가 드러나기까지 어떻게 해서 행위는 그 작용력을 뒤에 남기는 것인가? 질문을 받게 되는 것은 이 문제다.

니야야파의 『정리경』 4장(2세기에 성립)의 '결과 고찰'을 주제로 하는 논의에서 이 질문은 받게 되지만 아마도 『정리경』 이전에는 질문을 받았던 적이 없었던 것 같다. 각파의 근본경전을 보아도 이것에 대응하는 명확한 답변은 거의 눈에 띄지 않는다.

그러나 6세기 후반에 활약한 웃도타카라의 『정리평석正理評釋』이 되면 '불가견력', '다르마·아다르마(공덕·죄과)', '신득력'을 '업'과 함께 동의어로 사용되기 때문에 이 무렵에는 이미 이 세계에서 행위와 내세에 있어서 그 결과의 출현과의 관계를 설명하는 '힘'에 관한 개념이 빠짐없이 나올 것이다.

그 가운데 '불가견력'은 바이세시카파의 사고방식을 특징 지우는 것이다. 이것은 10강에서 다룰 것이다. 한편 '신득력'은 미망사파가 많이 사용하는 개념이다. 바이세시카파는 인도의 자연철학을 대표하는 학파이며, '불가견력'이라는 개념도 물리적인 자연 세계를 규율하는 인과성의 특징을 나타내기 위해서 제시된 것이다. 한편 '신득력'은 베다의 전통을 계승하여 그것을 보존하고 유지하는 것을 옳다고 한 인도 육파철학 가운데 가장 정통파인 미망사파는 새로운 상황 가운데 자기 학파의 제식 행위론을 정당화하고, '업'의 원리와의 정합성을 도모하기 위해서 제출한 개념이다. 웃도타카라는 이 두 개의 개념을 자기 학파가 설한 '공덕·죄과'(도덕적인 뉘앙스를 가진 인과성의 요소)와 동의적인 것으로서 다루고 똑같이 '업'으로서 위치 지우려고 한 것으로 생각된다.

이것을 보면 '업'이라는 행위의 인과성에 관한 새로운 원리를 각 파가 각각의 입장에서 조화를 이루게 하는 시도임을 잘 알 수 있다. 앞서 지적한 바와 같이 업에는 인과성과 도덕성과 초월성이라는 세 개 요소가 포함된다. 이것을 가장 상식적인 관점에서 설명한 것이 니야야파였다. 바츠야야나(5세기)는 『정리주해正理註解』에서 다음과 같이 말한다.

[결과=과보의] 성취 이전에는 마치 나무에 과실[이 되는 경우에 보이는 것]과 마찬가지로 그것(원인과 결과를 연결하는 잠세력)이 있을 것이다.(『정리경』4·1·47)

…이것과 마찬가지로 행위에 의해서는 공덕·죄과라는

잠세력이 [아트만(자기) 안에] 산출된다. 이 산출된 [잠세력]이 다른 기연에 보조되며 [행위가 행해진 것과는] 다른 경우에 결과=과보를 성취하게 하는 것으로 된다는 것이 이 '경'의 의미다. 또한 다음과 같이 말해진다. '그것(신체)의 내세에서의 생기는 이 세계에서 이전에 행해진 행위의 결과(공덕·죄과)의 필연적인 작용에 근거하고 있다'라고. (『정리주해』)

이 바츠야야나의 논술은 '업'을 설명하는 경우 일반적으로 제시되는 기본적 논술이다. 자연주의적인 바이세시카파의 프라샤스타파다(6세기)는, 물리적인 자연세계에서 작동하는 눈에 보이지 않는 힘으로서의 '불가견력'이 행위의 결과로서 아트만(행위의 주체)에 갖추어짐으로써 그것을 인과응보의 도덕적 세계에 작동하는 힘으로서 통일적으로 보고자 하였다. 한편 미망사파의 쿠마리라(7세기)도 원래는 제식 행위에 따라 산출되며 제식 내에 현실화하는 힘인 '신득력'을, 제주라는 개인의 내면 속에 실현되는 잠세력이라 함으로써 이 세계와 내세(천계)를 결합하는 '힘'을 거기서 인정하려고 한 것이다.

원인과 결과, 이 세계와 저 세계를 연결하는 매체로서

아트만(개인)에 갖추어진 잠세력을 공히 상정한 양 파이지만 실은 크게 다른 점이 있다. 바이세시카파(그리고 니야야파)는 이슈바라의 존재를 인정하는 입장이었기 때문에 업의 작동이 기계적인 것임에도 거기에는 신의 정신적인 힘의 작동(은총)이 있음을 강하게 주장했던 것이다. 다른 한편 미망사파는 베다가 절대의 존재-베다는 누구에 의해서도 사람에 의해서도 신에 의해서도 지어진 것이 아닌 영원불멸의 존재-라고 주장하기 때문에 이슈바라의 존재를 결코 인정한 적이 없고 업(신득력)의 작동에 신의 활동이 개입하는 것을 단호하게 부정했던 것이다.

6강 현상과 실재
- 상카라의 사상

베단타 철학의 근본

웃다라카·아루니가 말한 근원적 일자와 현상계의 다양한 사물과의 관계에 관해서 3강의 서두에서 다음과 같은 도식을 제시했다.

(1) 근원적 일자로부터 다양한 사물이 산출된다[증식설]
(2) 근원적 일자에 의해서 다양한 사물이 만들어진다[창작설]
(3) 근원적 일자가 변용하여 다양한 사물(실재)이 실제로 드러난다[개전(전변)설]
(4) 근원적 일자가 변용하여 사물(비실재)이 환영적으로 드러난다[가현설]

미리 조망해보았지만, 여기에는 두 개의 관계가 보인다. 하나는 근원(원인)과 다양한 사물(결과) 사이의 인과관계다. 또 하나는 일자와 다자라는 관계다. 그것은 일반자와 개체, 혹은 보편과 특수의 관계로 환원할 수 있다.

웃다라카는 세계의 성립을 근원적 일자인 브라흐만으로부터 현상계의 다양한 사물에로의 변용이라 하여 인과적으로 설명하는 한편 항아리 등의 모든 '흙으로부터 만들어진 것'(개체, 특수)이 '흙인 것'(일반, 보편)을 본질로 하여 존재하고 있다고 하는 비유를 제시하여 일자와 다자의 관계를 일반(보편)과 개체(특수)의 관계에 따라 제시하였다. 하지만 지금까지 자주 언급한 바와 같이 현상계의 다양한 사물이 일자인 브라흐만으로부터 혹은 브라흐만에 의해서 어떻게 만들어지는가에 대해서는 웃다라카의 설은 애매한 채로였다. "나는 다자가 될 것이다, 나는 증식하고자 한다"라고 사려하여 열과 물과 음식물을 산출했다고 신화적으로 말할 수도 있지만 "언어에 의한 파악이다"라고 대단히 추상적으로도 말해진다.

여기서 세계를 성립시키는 한 근원적 일자와 현상계의 다자와의 관계를 어떻게 좀 더 합리적으로 설명하는가라는 문제가 인도철학을 관통하는 가장 중요한 주제가 되었다. 4강에서 본 바와 같이 상키야파는 정신원리(푸루샤)와 물질원리(프라크리티)를 구별하여 이원론을 세워서 현상계는 물질원리로부터 '전변(파리나마)'한 것이라고 주장했다. 상키야파의 사고 근저에 있는 것은 물질인 현상계는 정신적인 푸루샤(브라흐만)와는 성질을 달리 하는 것이기 때문에 푸루샤(브라흐만)가 이 세계의 직접적 인원이 될 수 없다는 것이다.

이에 대해 이 이원론을 부정하고 "브라흐만은 이 세계의 동력인이며 또한 질료인(프라크리티, 물질적인 근본원인)이기도 하다"라고 명확하게 일원론을 주장한 것이 베단타파다. 이 주장은 얼핏 보면 상키야파의 설을 부정하여 웃다라카의 설로 거슬러 올라가는 것처럼 생각할지도 모른다. 실제 앞에서도 언급한 바와 같이 베단타파는 그 이름대로 자기 자신들이 '베다의 끝anta'에 위치하는 것을 표방하고, 베다의 전통을 계승한 우파니샤드의 사상을 중시한 자들이었기 때문에 그와 같이 보아도 불가사의하지 않다. 하지만 이미 베다나 우파니샤드의 사상이 소박하게 수용된 시대는 끝났다. 베단타파 사상가들에게 부과된 것은 우파니샤드 사상을 계승하면서도 그것에 정치한 해석을 부가하여 논리적인 정합성을 가진 철학 체계를 완성하는 것이었다.

『브라흐마·수트라』

베단타파의 개조는 바다라야나(기원전 1세기 무렵)다. 베다 성전군은 일반적으로 '제사부'와 '지식부'로 대별된다. '제사부'는 베다제식의 집행에 관한 규정들을 기술하는 부분으로 베다의 본집과 브라흐만의 문헌군이 여기에 해당한다. 그것에 관한 해석학적인 학문을 행한 것이 미망사파의 사람들이었다.

한편 '지식부'에 해당하는 것이 우파니샤드의 문헌군이며 그것에 관한 철학적인 고찰을 행했던 것이 베단타파의 사람들이다. 바다라야나는 베단타의 사상가들 가운데 특히 브라흐만과 현상계의 관계에 관해서 다수의 교설을 남겼다. 남아있는 학설을 중심으로 다른 사람들의 언어도 포함하여 편찬된 것이 근본경전의『브라흐마·수트라』다. 현재의 형태가 된 것은 400~450년 무렵의 일이다.

『브라흐마·수트라』는 전 4편으로 구성되며 각 편은 4장으로 나누어진다. 본문은 극단적으로 간략화된 단문이 번호순으로 병렬되어있다. 그들 단문은 주제의 제시, 개념의 정의, 학설의 주장, 논증이나 반론 등 각종의 언명을 표현한 것이기 때문에, 이와 같은 문체는 수트라체라고 불리고 있다. 유클리드의『원론』, 스피노자의『에티카』, 비트겐슈타인의『논리철학논고』와 같은 형식의 책을 떠올려도 좋다. 이 책에서는 이 수트라체의 단문을 '정구'라 부르고자 한다.

각 장에 수록되어있는 정구는 전승에 따라 문구가 약

간 다르며, 장마다 수도 일정하지 않지만 대략 총 550수다. 그런데 '이것에 의해 브라흐만의 탐구'(1·1·1)라는 정구에서 시작하는 제1편에서는 우파니샤드에 기술된 브라흐만에 관한 고찰이 행해지며, 아울러 상키야파의 설이 비판된다.

제2편의 전반 2장에서는 상키야파, 바이세시카파, 불교, 자이나교 나아가 파슈파타파(시바교)나 바가바타파(비슈누파)에 이르기까지 다른 파의 설에 대한 논란이 행해진다. 제2편 3장에서는 우파니샤드에 기술된 세계의 전개와 아트만(개아)의 문제가 다루어지며 이어서 4장부터 제3편 1장에 걸쳐서는 윤회의 문제가 논해진다. 그 뒤 제3편 2장에서 제4편 1장에 걸쳐서는 아트만과 브라흐만의 합일과 관련하여 염상법念想法이나 수도론이 기술된다. 그리고 마지막 제4편 2장에서 4장까지 죽음과 해탈의 문제가 다루어진다.

이처럼 『브라흐마·수트라』는 당시의 사상계에서 문제삼고 있었던 것들을 동시대 여러 파의 사상가를 상대로 우파니샤드 서술에 근거하면서 논하려고 한 것이라 말할 수 있다. 제시된 정구는 극히 간결한 것이며 그것만으로는 명확한 의미가 파악되지 않는 것이 많다.

각 파의 근본경전에 수록된 정구는 모두 다 같은 특징을 가지고 있다. 이것은 정구가 기억용의 짧은 문구이며 스승에 의한 설명이나 해석을 반드시 수반하는 것이었기 때문이다. 역으로 말하면 정구가 간결해 개개의 사상가에 의한 해석의 여지가 거기에 남아있을 수 있게 된 것이다.

실제 이 『브라흐마·수트라』에도 많은 주석서가 남아있지만, 브라흐만이 유일한 실재라는 점에서는 이 파의 사상가의 누구라도 일치하지만, 브라흐만과 현상계의 관계에 관해서는 각각 독자의 사상을 주장하는 것이다. 따라서 그들 주석의 역사야말로 베단타 철학의 전개과정을 제시하는 것이 된다고 말할 수 있다. 본 강의에서는 1강에서 본 웃다라카의 말과 관련하는 정구를 다루고, 그것에 대한 베단타 사상가들의 주석을 보고자 한다.

브라흐만과 현상계의 사물들은 '비차이'

여기서 다루는 것은 다음과 같은 정구다.

양자에는 비차이성이 존재한다. '파악'이라는 말 등이 있기 때문이다. (『브라흐마·수트라』 2·1·14)

정구를 충실하게 번역하면 이러하다. 위에서 본 바와 같이 극히 간결하다. 하지만 이것만으로도 여러 가지 알 수가 있다. '양자'라는 것은 문맥에서 말하면 브라흐만과 현상세계의 사물들 두 개를 가리킨다는 것은 확실하다. 여러 주석도 '원인'으로서의 '브라흐만'과 '결과'로서의 '현상계'로 이해하는 것에 일치한다.

'비차이성'anansattva이라고 하는 것은 문자 그대로는 '다른 것이 아닌 것'을 의미하지만, 그것을 어떻게 해석하는가의 문제야말로 베단타에 속하는 사상가들이 논의한 것이었다. 또한 '파악'에 관해서는 우리는 웃다라카의 설로서 '언어에 의한 파악'이라는 표현으로 이미 만났기 때문에 그 사고와 관련하고 있는 것은 알 수 있다.

또 하나 중요한 것은 이 문장이 논증식의 형식을 취한다는 것이다. 조금 알기 쉽게 번역하면 이 문장은 "[주장] 브라흐만(원인)과 현상계[의 사물들](결과)은 비차이다. [이유 1] 왜냐하면 '파악'이라는 말 등이 있기 때문이다"라는 것이 된다. 이것이 논증의 형식이 되는 것은 이것에 이어서 일련의 정구를 보면 알 수 있다.

[이유2] 또한 [원인/결과인] 존재가 있을 때에는 [결과/원인의

존재인] 인식이 있기 때문이다. (동 2·1·15)

[이유3] 또한 후속하는 것(결과)은 [선행하는 원인 가운데] 존
재하기 때문이다. (동 2·1·16)

이러한 주장에 대한 논리적인 이유가 몇 가지 계속해
서 기술된다. 이 가운데 정구 15(이유2)의 언명은 그것이
인과관계를 제시하는 것이라면, '원인이 있을 때는 결과
가 있기 때문'이라고 하는 것처럼 이해할 수 있고, 그것
이 논리적인 관계를 제시하고 있는 것이라면 '결과가 있
을 때는 원인이 있기 때문'이라는 것이 될 것이다. 실제
어떤 해석을 취하는가는 주석자에 따라서 다르다. 또한
정구 16(이유3)은 4강에서 상키야파의 사상을 다룰 때 본
'인중유과론'과 다름없다.

요컨대 베단타파는 인중유과론의 입장에 입각한 것에
서는 상키야파와 같지만, 일원론의 입장에 입각한 것에
서는 상키야파와 다르다. 이 인중유과론과 관련한 이유
구가 더욱이 두 개 더 계속된 뒤 『브라흐마·수트라』는 이
송의 최초에 다룬 정구의 최초 주장이 성립하는 구체적
사례를 두 개 거론한다.

[유례1] 그리고 천과 같이,

[유례2] 그리고 호흡 등과 같이.

'천과 같이'라고 하는 것은 실과 '비차이'인 천과 같다는 의미다. 실을 직조한 것이 천이기 때문에 실은 원인이며 천은 결과다. 혹은 실은 부분이며 천은 전체라고 할 수 있다. 또한 '호흡 등과 같이'라고 하는 것은 인간의 체내를 순환하는 호흡이 그것과는 비차이인 데도 '들숨'이라든가 '날숨'과 같은 개별의 명칭으로 드러나는 것 같다는 것이다. 이것을 인도 논리학의 일반적인 논증식 형식으로 정리하면, 가령 다음과 같을 것이다.

[주장] 브라흐만(원인)과 현상계의 사물들(결과)은 비차이다.

[이유] 결과는 원인 가운데 존재하기 때문이다.

[유례] 원인 가운데 존재하는 결과는 원인과는 비차이다. 천과 같이.

[적용] 지금 현상계의 사물들은 원인인 브라흐만 가운데 존재한다.

[결론] 그러므로 현상계의 사물들은 원인인 브라흐만과 비차이다.

이것을 보면 알 수 있는 것처럼 브라흐만과 현상계의 사물들이 비차이라는 사고방식의 전제에는 역시 인중유과론이 있다. "브라흐만은 유일의 절대적인 실재다"라는 전제와 "원인 속에 이미 결과는 존재한다"라는 사고방식에 근거해서 '비차이'라고 여겨지는 근원적인 일자와 현상계의 다양한 사물과의 관계를 어떻게 설명하는가? 이것이 베단타파의 사상가에게 부과된 과제였다고 말할 수 있다.

'비차이'라는 개념은 전통적으로는 '불가분'과 같은 개념이며, "두 개의 존재가 있을 때 한쪽의 존재를 떠나서는 다른 쪽도 존재하지 않는다"라는 관계를 말하는 것이다. 원인과 결과, 부분과 전체, 보편과 특수, 실체와 속성, 실체와 운동 사이에 성립하는 관계로서 종래 생각해왔다. 이것을 브라흐만과 현상계 사이에 성립하는 관계로서 정의한 것이『브라흐마·수트라』다.

여기서 뒤에 사상가들은 이 '비차이'가 의미하는 것을 둘러싸고 논의를 계속한다. 브라흐만과 현상계는 '불이일원不二一元'이라고 상카라(8세기 전반)는 말하고, '불일불이不一不異'이라고 바스카라(8세기 후반)는 말했다. 또한 라마누자(11세기 후반~12세기 전반)는 한정적 일원설을 주장하고 마드바(13세기)는 이원설을 주장했다. 그 밖에도 많은 사상가가 있다. 본 강의에서는 주로 상카라의 사상을 살펴보고자 한다.

상카라의 불이일원설-세계는 허망하다

『브라흐마·수트라』에 대한 주석으로 현존 최고는 상카라에 의한 것이다. 상카라 이전에도 베단타학자로서 여러 명이 알려져 있고, 그중에는『브라흐마·수트라』에 대한 주석을 기술한 자도 있었지만, 그들은 현존하지 않고 전하는 것은 다만 단편뿐이다.

상카라는 전통적인 설에 대한 비판을 통해서 자기의 설을 주장한 혁신자이며 전통적인 설은 오히려 다음 강의에서 볼 바스카라의 주장 속에 남아있는 것이 많다. 따라서 상카라의 설을 최초로 보는 것은 사상사 전개 과정으로는 순서가 바뀐 것이지만, 새로운 해석을 가해도 우파니샤드 이후 브라흐만관에 수미일관성을 가지려고 한 그의 사상의 특징을 살펴봄으로써 본 강의 주제를 오히려 확실히 파악할 수 있게 될 것이다(아래 번역에서는 상카라의 혁신성을 제시하는 부분을 진하게 표시한다).

상카라는 우선 주석의 서두에서 상키야파가 인정하는 정신(경험의 주체)과 물질(경험의 대상)이라는 이원론적인 구별을 '세속적'인 실재 차원에서는 있을 수 있는 사실로서 인정한 위에 다음과 같이 명언한다.

> 그러나 이와 같은 구별은 **절대적인 실재의 차원에서는** 존재하지 않는다. 왜냐하면 결과와 원인의 양자는 비차이인 것이 이해되기 때문이다. 결과란 허공 등에서 구성되고 있는 다양한 현상계의 의미이며 원인과 최고위의 브라흐만의 의미다. 결과는, 그 원인과는 절대적인 실재 **차원에서 비차이다.** 요컨대 **결과**(다양한 현상계)**는 원인**(최고위의 브라흐만)**을 떠나서는 존재하지 않는다**고 이해되는 것이다. (『브라흐마·수트라』 2·1·14에 대한 상카라주)

게다가 상카라는 우리에게 있어서 친숙한 '언어에 의한 파악'이라는 말을 포함한 『찬도기야·우파니샤드』 6장의 일절 "아들이여! 가령 모든 흙으로부터 만들어진 것은 하나의 흙무더기에 의해서 알려진 것이 될 것이다. 변용은 언어에 의한 파악이며, 언어에 의한 명명이다. '흙이다'라는 이것만이 진실이다"를 인용한 위에 그 취지를 설명하여 다음과 같이 말한다.

　하나의 흙무더기가 절대적인 실재의 차원에서 흙을
본질로 하는 것으로서 알려진다면 그것에 의해서 항아
리나 잔이나 두레박 등 모든 흙에서 만들어진 것도, 흙
을 본질로 한다는 점에서는 다르지 않기 때문에 알려지
는 것이 될 것이다. 그러므로 '변용은 언어에 의한 파악
이며 명명이다.' 즉 항아리나 잔이나 두레박은 변용이며
그것들은 단지 언어에 의해서만 '있다'라고 파악되고 있
다. 그렇지만 사실로서는 **변용이라 말해지는 것은 아무
것도 존재하지 않는 것이다.** 왜냐하면 그것은 다만 이름
만에 지나지 않는 것이며 **허망한 것이다.** "흙이다'라는
이것만이 진실이다"라고 말해진다. 이것이 브라흐만에
관한 비유로서 우파니샤드에 전해진다. (동)

　'절대적인 실재의 차원'에서는 최고위의 브라흐만만이
존재하고 현상계의 사물들은 모두 허망이다. 이것이 상
카라가 설한 '불이일원'설이다.

'최고위의 브라흐만'과 이슈바라

위에서 본 바와 같이 상카라는 실재 속에 세속적인 차원과 절대적인 차원의 구별을 도입한다. 이것은 『브라흐마·수트라』에도 또한 다른 주석자들에게도 보이지 않는 상카라 독자의 사고방식이다. 물론 실재(진리)의 존재 방식에 두 개의 차원을 설정하는 '이진리설'은 가령 '이제二諦'(진제와 속제)로서 불교 사상에도 보이며 상카라에 앞서 초기 베단타 사상가인 바르트리하리(5세기)나 가우다파다(7세기)에도 보이지만 이것을 두 종류의 브라흐만의 구별로서 도입한 것은 상카라 독자의 주장이다.

그는 절대적 실재로서의 '최고위의 브라흐만parambrahman'과 세속적 실재로서의 '하위의 브라흐만aparabrahman'을 구별한다. 전자가 부분을 가지지 않는 항구 불변이며, 영원하며 속성을 가지지 않는 것에 대해서 후자는 여러 속성을 가진 전지의 존재이며 이것이 '이슈바라(신)'라 불린다. 이 이슈바라가 '명칭과 형태'에 의해 한정되고 다양한 현상계의 모습을 취하여 출현한다고 상카라는 생각하는 것이다. 다음과 같이 그는 말한다.

그것(브라흐만)이라고도 그것과는 다른 것이라고도 특정

될 수 없는 명칭과 형태가 전지인 이슈바라의 본성인 것처럼 무명(avidya)에 의해서 상정되고 윤회나 다양한 현상계의 종자(원인)가 된다. 그리고 성전(śruti와 smṛti)에서는 그것(명칭과 형태)이 '전지인 이슈바라의 환력(maya·śakti)'이라든가 '근본원인(프라크리티, 질료인)' 등으로 말해지는 것이다. 전지인 이슈바라는 그 두 가지(명칭과 형태)와는 다른 것이다.

'명칭과 형태'에 관해서는 이미 1강에서도 보았지만 거기서는 사물들의 개별적인 현현을 말하는 것이었다. 그것이 여기서는 '무명'과 함께 현상계의 다양한 사물의 원인이 되며 그것(브라흐만)이라고도 그것과는 다른 것이라고도 특정될 수 없는 것이라는 난해한 성질을 부여받아 드러난다. '원인'이라 말해지고 있기에 그것은 세계가 창조될 때는, 요컨대 결과로서의 창조가 일어나기 이전에는, 이미 존재하고 있지 않으면 안 되지만, 그것을 개별화한 결과의 상태를 나타내는 '명칭과 형태'라는 것은 무엇인가 모순인 것처럼 생각된다.

상카라는 미현현의 '명칭과 형태'와 현현한 '명칭과 형태'라는 구별을 도입하고 창조 이전에는 미현현의 '명칭과 형태'가 원인 가운데 원인과는 구별 없이 존재한다고 생각하는 것 같다. 이 점에 관해서는 본 강의의 마지막에 언급할 것이다.

브라흐만에 의한 현상계의 창조

상카라가 생각하고 있는 것은 상당히 복잡하다. 그는 여러 우파니샤드들에서 다양하게 말해지는 것의 전체를 정합적으로 설명하려고 노력하고 있다. 아울러 거기에 논리적인 수미일관성을 부여하려고 하지만, 원래의 우파니샤드에는 모순되는 듯한 가르침이 가득 차 있어서 해석의 일관성을 유지하는 데 어려운 점이 있다.

최고위의 브라흐만, 즉 참된 브라흐만은 유일하며 영원하며 불변의 실재가 아니면 안 된다. 한편 우리가 일상적으로 경험하는 세계는 다양하다. 어떻게 해서 이 다양한 현상계가 영원불변의 브라흐만을 원인으로 하여 생겨난다고 말할 수 있는가? '인중유과' 원리가 거기서 전제가 되는 것은 이미 살펴본 바 그대로다.

그렇다면 여기서 원인에서 결과가 전변하여 드러난다고 하는, 상키야파와 같은 전변설을 취하는 것은 가능할까? 그 설을 취한 경우에 거기에 두 개의 난점이 출현할 것이다.

> (1)만약 브라흐만이 전체로서 전변하는 것이면, 그것은 다른 것이 된다고 말하는 것이기 때문에 그것은 브라흐만이 아닌 것으로 되어버린다.
> (2)만약 브라흐만이 부분적으로 전변하는 것이라면, 그것은 브라흐만이 부분을 가지지 않는 것이라는 것과 모순한다.

원래 최고위의 브라흐만은 유일·절대·영원·불변이기 때문에 변화 등이 없다. 그렇다고 해도 브라흐만이 원인이며 현상계가 결과라고 말하고 '인중유과'를 주장하는 것은 어떻게 해서 가능한가?

거기서 우선 최고위의 브라흐만과는 별도로('별도로'라고 하는 것은 나는 여기서 설명을 위해서 사용한 용어이며 상카라라면 '무명에 의해서 상정되며'라는 것이다. 존재로서 따로 존재한다는 의미에서는 물론 아니다), 세계의 창조에 직접 관계하는 '하위의 브라흐만'으로서 주재신 이슈바라를 상카라는 둔 것이다. 그는 다음과 같이 말한다.

이슈바라는 '무명'(avidya)에 의해서 지어진 '명칭과 형태'라는 우유적 속성(upādhi)에 의해서 한정된다. (동)

여기서 말해지는 '우유적 속성'은 존재하는 것을 우연히 한정하는 성질이다. 가령, 하나의 항아리 속에 있는 공간은 그것과는 다른 항아리 속에 있는 공간과는 다른 것으로 존재하며, 항아리의 외부에 있는 공간과도 다른 것으로 존재하는 것처럼 보인다. 그러나 항아리를 깨버리면 공간의 구별은 없게 된다. 요컨대 공간은 하나의 불가분의 존재로서 본질적으로 같은 것이다. 공간의 구별은 한정이 있는 한 존속하는 것이다. 이 비유는 가우다파다가 개아(아트만)와 브라흐만의 관계를 설명하기 위해서 사용한 것이지만, 상카라도 다양한 현상계의 존재 방식과 그것들과 브라흐만과의 본래적인 동일성을 설명하는 비유로 자주 사용한다. 요컨대 브라흐만만이 유일의 실재이며 다양한 모습을 취하여 드러나는 현상계는 모두 허망한 것이다. 따라서 현상계로서 개별의 모습을 취하여 드러나는 '하위의 브라흐만', 즉 이슈바라도 또한 가상의 존재에 지나지 않는 것이 된다.

이슈바라와 개아

그렇다면 현상계는 모두 허망이라고 하여 그와 같은 세계에서 일상적으로 행위하고 있는 우리와 브라흐만의 관계는 어떠한 것일까? 이것도 또한 이미 우리는 웃다라카의 말로서 '그대는 그것이다'라는 문구가 있는 것을 알고 있다. 일상적으로 이 세계에 살아가는 우리는 무명에 의해서 본래의 모습을 가지게 된 것이다. 이와 같은 개아를 상카라는 '신체sarira'라든가 '생명jiva'이라는 말을 사용하여 즉물적으로 제시한다.

그리고 '그대는 그것이다'라는 말은 이와 같은 경험적 개아가 본래 브라흐만인 것, 최고위의 브라흐만을 본질로 하는 것을 교시하는 것이라고 한다. 우파니샤드에 충실한 해석이라고 할 수 있다. 다만 앞서 본 바와 같이 상카라는 독자의 사고로서 브라흐만에는 하위의 브라흐만으로서 이슈바라가 있다고 생각했다. 이 이슈바라와 일상적인 개아의 관계는 어떠한 것일까? 이 점을 살펴보자.

이슈바라는 일상적인 경험의 장에서는 '생명(jiva)'이라 불리는 인식(경험) 주체로서의 개아(vijñāna·ātman)들을 지배하고 있다. 그것들의 일상적인 개아들은 이슈바라

자신의 본성과 다르지 않지만, 항아리 속의 공간에 장소를 점하는 것들이 한정되는 것과 마찬가지로 무명에 의해 현출된 명칭과 형태에 의해서 지어진 개개의 신체에 한정되는 것이다.

그러므로 이슈바라가 '지배자'라고 말해진다든지 '전지(全知)'라고 말해진다든지 전능(全能)이라 말해진다든지 하는 것은 이처럼 실로 무명을 본성으로 하는 우유적 속성에 의해서 한정되는 것에 의한 것이며, 절대적인 차원에서 명지(明知)에 의해서 그것 자체로부터 모든 우유적 속성이 배제된 아트만(본래의 개아인 브라흐만인 것)에 대해서는 '지배자다'라든가 '지배되어야 할 자다'라든가 '전지다'와 같은 일상적인 언어표현을 하는 것은 적당하지 않다.

요컨대 현상계에 다양한 사물이 드러난 것도, 다수의 개아가 드러난 것도, 모두 하위 브라흐만인 이슈바라가 무명에 의해서 한정을 받아서 드러난다는 것이 상카라의 생각이다. 그렇다면 이러한 상키야파의 이원론 사고방식과 무엇이 다른가? 최고위의 브라흐만은 정신원리인 '푸루샤'이며 현상계의 사상들을 한꺼번에 인수하는 이슈바라가 물질원리인 '프라크리티'의 위치를 점하고 있는 것은 아닌가?

　상카라가 상키야파와 다른 점은 현상계의 사상들은 절대적인 실재 차원에서 본다면 모두 임시로 현현하여 허망한 것에 지나지 않다는 점이다. 그러나 그것은 환언한다면, 일상적인 세속의 입장에 입각하면 임시로 존재하든간에 그와 같은 사상들이 현재 존재하고 있다는 점이다. 이 점을 확인하기 위해서 앞서 언급한 『브라흐마·수트라』2·1·16과 17, 그리고 이에 대한 상카라의 주를 보고자 한다.

미현현와 현현

　　[이유] 또한 후속하는 것(결과)은 선행하는 원인 가운데
　　　존재하고 있기 때문이다. (동, 2·1·16)

　　[반론] [세계의 시작에서 세계는] '없는 것'[이었던]이라는 교시
　　　가 [우파니샤드에] 있기에 창조 이전에 결과가 존재
　　　할 수는 없다.

　　[답론] 그렇지 않다. [창조 이전과 창조 이후에는] 성질이 다
　　　르기 때문이다. [또한 그것을 기술하는 우파니샤드의] 남
　　　아있는 문장에 근거하여 [바른 의미가 보완되기 때문이

다. (동 2·2·17)

이미 언급한 바와 같이 정구16(이유)은 '인중유과론'을 기술한 것이다. 그리고 다음의 17(반론)은 그것에 대해서 『찬도기야·우파니샤드』(3·19·1) 등의 문장을 가지고 와서, "세계의 시작에서 세계는 '없는 것'이었다"라고 말해지기 때문에, 세계의 시작에서 이미 결과가 있었던 것이 아니라는 반론이 있을 수 있음을 상정하고, 베단타파의 입장에서 그것을 부정하는 것이다.

앞서 1강에서 '없는 것'이라고 말해지는 것이 단순한 비존재를 의미하는 게 아니라 '혼돈된 실체'를 의미한다고 기술하였지만, 실로 그것은 "성질이 다르다"라는 것과 다름없다. 무엇보다도 이는 우파니샤드에 따른 한의 해석이며 상카라가 생각하고 있는 바는 그것과는 다르다. 상카라는 우선 정구16에 대한 주에서 다음과 같이 말한다.

그러므로 [결과의] 생성 이전에 [결과는 원인과] 비차이기 때문에 [결과가] 생긴 후도 결과는 원인과 반드시 비차이라고 이해되는 것이다. 또한 브라흐만인 원인이 3시의 사이(과거, 현재, 미래에서 결국은 영원히) 존재성을 일탈한 적이 없는 것과 마찬가지로 결과인 세계도 또한 3시의 사이, 존재성을 일탈할 수 없는 것이다. 그리고 양자의 '존재성'은 같은 하나의 존재다. 이것에 근거해도 결과는 원인과 비차이다. (『브라흐마·수트라』 2·1·16에 대한 상카라주)

상카라는 브라흐만과 현상계가 비차이인 것, 요컨대 불이일원임을 말하고자 하는 것이다. 결과의 생성 이전에는 원인으로서 브라흐만의 존재성과 결과로서 현상계의 존재성이 단일한 것으로 존재한다는 점을 들어서 말이다. 이것은 '인중유과'의 원리를 극한으로까지 추진한 것이라 할 수 있겠다. 그리고 다음의 정구17의 주에서 그는 다음과 같이 말한다.

'생성 이전에는 결과는 존재하지 않는다'라는 이것은 절대적인 의미에서의 비존재인 '없는 것'에 관해서 말하고 있는 것이 아니다. 그러한 것이 아니라 미현현의 '명칭과 형태'라는 성질은 현현한 '명칭과 형태'라는 성질과는 다른 것이라는 것을 말하고 있다. 성질이 다르기 때문에 생성 이전에는 이 [미현현의 '명칭과 형태']는 '없는 것'이라고 말해지지만, 그것은 실로 '있는 것'인 결과가 원인

과는 비차이인 것으로서 존재한다는 점을 말하는 것이다. (『브라흐마·수트라』 2·1·17에 대한 상카라주)

 '존재'란 '명칭과 형태'가 현현한 상태이며 '비존재'란 그것이 미현현의 상태라는 것이 상카라의 생각이다. 상키야의 25원리설에서는 근본원인은 '드러나지 않는 것 avyakta'라고 말해지며, 그것으로부터 전변한 것이 '드러나는 것vyakta'이라고 말해지고 있었던 점은 이미 기술했다. 그 근본원인에 대응하는 것으로서 여기서는 '미현현 avyākṛta의 명칭과 형태'가 말해진다. 이렇게 보면 상카라의 사고는 세속의 입장에 입각하는 한 상키야의 사고방식과 기본적인 부분에서는 다르지 않다. 그리고 역으로 상카라가 가장 강하게 주장한 것이 부상하게 될 것이다. 그가 주장한 것, 그것은 이 세계가 브라흐만의 임시적 현현이며 본래적으로 허망하다는 것이다.

7강 생성과 존재
- '되다'와 '이다'의 철학

'이다'라는 의미

대승불교를 대표하는 사상가 중 한 사람인 세친(世親, Vasubandhu, 5세기)은 그의 저서 『구사론(Abhidharmakośa, 阿毘達磨俱舍論)』 5장에서 상키야파의 초기 사상가인 브리샤카나(바르샤가니야라고도 한다)의 다음과 같은 말을 인용한다.

있는 것은 있고, 없는 것은 없다. 없는 것은 생길 수가 없고, 있는 것은 소멸할 수가 없다.

이것은 '인중유과'의 주장이다. 원인 가운데 미리 모든 결과는 존재한다. 따라서 그것으로부터 새로운 것이 생겨나는 것은 없으며, 변화는 절대 인정되지 않는다는 이 입장은, 앞 강의에서 베단타파 상카라의 주장으로도 살펴본 바가 있다. 그리고 당연한 이치로서 상카라가 인정한 것이 현상계 일체는 허망이며 비실재라는 것이었다. 하지만 '인중유과' 입장에서 연역될 수 있는 것은 참으로 이와 같은 부정적인 결론뿐일까?

현실의 세계에 대해서 '허망이다', '비실재다'라는 판단을 내리고 이 세계에 대해서 적극적인 의미를 발견하지 않은 채로 살아간다는 것이, 과연 사람에게는 가능한 일인가? 가령 이 세계가 사실로서는 허망이라고 해도 혹은 무명에 의한 세계라고 해도 다른 차원에서는 무엇인가 극히 긍정적인 의미를 발견할 수 있는 것은 아닌가? 아마도 그러한 발상에서 종교적인 구제론救濟論이 제시될 것이다.

실제 다음과 같이 고찰된 적도 있었다. 근원적 일자는 실재다. 그 실재인 일자가 이 세계에 그대로 드러난 것이기 때문에 삼라만상도 또한 실재임이 틀림없다. 일본불교의 대표적 사상가인 공해空海가 남긴 서물書物에는 확실히 그와 같은 사상이 여러 곳에 보인다. 가령 "상주이며 편재하는 본불本佛은 줄지도 않고 어그러지지도 않는다. … 3종 세간은 모두 본불本佛이다. 4종의 만다라는 곧 진불眞佛이다." 영원이며 편재하는 본원의 일불(一佛, 대일여래)은 손상된다든지 결여된다든지 하는 변화를 겪은 적이 없다. 이 세계는 모두 일불이기 때문이며 삼라만상은 그대로 일불 그것이다.(『우자의吽字義』)

또한 "찰나의 발길질渤馱은 나의 마음의 부처이며, 순간의 금 연꽃金蓮은 나의 몸이다. 하나하나의 자문字門은 만상을 포함하고, 하나하나의 도금刀金은 신력神力을 드러낸다." 세계에 드러나는 무수의 부처님들은 모두 나의 마음속에 있는 일불(대일여래)과 다름없다. 엄청난 수의 금강부金剛部와 화엄부華嚴部의 세존들도 또한 나 자신이기 때문이다. 하나하나의 아자阿字 등의 자문에는 만상이 포함되며, 하나하나의 법구法具는 어디에도 신력이 드러난다(『비장보륜秘藏寶鑰』 제10비밀장엄심)라고 말해진다. 그렇게 말하면 상카라도 또한 '밝은 지혜明知'에 의해서 이 세계로부터 '우유적 속성'이 제거되었을 때, 자기도 세계도 모든 것이 본래 브라흐만과 하나가 된다고 말했다.

하지만 이것은 종교적인 경지로서 최고의 도달점이다. 확실히 힌두교의 전개를 보면 그와 같은 지평으로 향하고 있지만, 철학적인 사고의 전개를 추구하는 이 책으로서는 그 경지로 일거에 들어가 버리는 것이 아니라, 그와 같은 도달점에 이르기까지의 조금 더 일상적인 사고방식을 우선은 따라가 보고 싶다.

'되다'라는 의미

여기서 다시 한번, 『구사론』으로 되돌아가자. 『구사론』은 초기 불교부파인 설일체유부說一切有部의 사상을 비판한 세친의 책이지만, 5장에서 그는 설일체유부의 '삼세실유三世實有'를 비판한다. 삼세실유설이란 "존재하는 것은 과거·현재·미래의 삼시에 걸쳐서 실재한다"라는 주장이다. 요컨대 존재에는 영원의 실재성이 있다고 하는 사고다. "영원한 것은 변화하지 않는다"라는 것을 이미 우리는 충분한 논리적 귀결로서 인정하는 것이다. 따라서 그렇다면 어떻게 해서 그와 같은 영원한 실재에 관해서 과거(이미 소멸한 것), 현재(현재 존재하는 것), 미래(아직 생기지 않은 것)라는 구별, 요컨대 변화가 있는 것인가라는 질문이 '삼세실유설'에 대해서 행해질 수 있는 것도 충분히 예측할 수 있을 것이다. 세친도 여기서 바로 그것을 문제 삼고 있다.

거기서 그것에 답하는 설로서 4대 논사의 설이 소개된다. 그 가운데 제1의 논사인 법구法救는 다음과 같이 답했다고 한다.

[과거·현재·미래의 3]시에서 존재하고 있는 것(다르마)에는 존재 방식(bhāva)의 차이는 있다고 해도 그것 자체(dravya)의 차이는 없다. 그것은 마치 금 그릇이 붕괴되어 다른 것으로 만들어지게 되었다고 해도 그것에 양태(saṃsthāna)의 차이가 생길 뿐 [그것 자체의] 물질의 차이는

없는 것과 같다. 또한 마치 우유가 요구르트로 변화할 때는 [우유로서의] 맛·효능·발효도를 버리지만, [그것 자체의] 물질을 버리는 것이 아닌 것과 같다. 그와 같이 존재하고 있는 것도 또한 미래의 시간에서 현재의 시간으로 이행할 때 미래의 [아직 생기지 않는다는] 존재 방식을 버리지만, 그것 자체의 존재 방식을 버리는 것은 아니다. 또한 마찬가지로 현재의 시간에서 과거의 시간으로 이행해갈 때 현재의 [현재 있는 것이라는] 존재 방식을 버리지만, 그것 자체의 존재 방식을 버리는 것은 아니다. (『구사론』 제5장)

실체는 불변이지만, '양태' 요컨대 '존재 방식'이 변화한다. 가령 "금 그릇이 금반지가 된다"라는 것은 금이라는 실체는 변화하는 것이 아니며 그 '존재 방식'이 그릇에서 반지로 변화할 뿐이라는 주장이다. 이것을 보면 우리는 곧바로 지금까지 몇 번이나 언급했던 웃다라카·아루니의 교시를 떠올릴 것이다. 혹은 앞 회의 강의에서 본 바와 같이 상카라도 또한 웃다라카의 설을 이어받아 항아리나 잔 그리고 물병은 변용이며 '흙이다'라는 것만이 실재라고 인정하고 있다.

『구사론』에서 세친은 이 법구의 설에 대해서 이것은

'전변pariṇāma'을 말하는 자의 주장이며 '상키야파에 편입 되어야 한다'라고 말하고서 마치 끊어버린 것 같지만, 실 은 여기에 보이는 비유는 상카라에게도 보이며 또한 다 른 베단타파 사상가의 논의에도 보이는 것이어서 '되다' 인 것을 둘러싸고 웃다라카에 있어서 사상 전개를 고찰 하는 데도 중요한 것이다. 여기서 상카라가 어떻게 이것 을 논하고 있는가를 살펴보자.

상카라에 의한 인중무과론 비판

　『브라흐마·수트라』 2·1·18은 "[결과인 현상계는 원인인 브라 흐만과 비차이라고 앞서 언급했다. 이것은] 도리에 의해서도 또한 다른 성전의 언어에 의해서도 [이해된다]"라고 말한다. 원 인과 결과가 '비차이'인 것에 관해서 앞의 강의에서 본 바 와 같은 논증과는 달리 나아가 '논리'와 '성전의 언어'를 논거로 거론한 것이지만, 이 '논리'의 설명에서 상카라는 우유, 흙, 금의 비유를 사용한다.

세간에서는 요구르트, 항아리, 금반지 등을 만들고 싶다고 생각한 사람들이 각각에 한정된 원인인 우유, 흙, 금 등을 원료로 사용하는 것을 실제로 경험할 수 있다. 실제 요구르트를 만들고 싶다고 생각한 사람들에 의해서 흙이 원료로 사용될 수가 없고, 항아리를 만들고 싶다고 생각한 사람들에 의해서 우유가 원료로 사용될 수도 없다. 이러한 것(요구르트가 우유에서 만들어진다는 것)은 인중무과론에 근거해서는 있을 수 없는 것이다. 왜냐하면 생성하기 이전의 존재(결과)가 모두 무한정으로 [원인의] 어디에도 존재하지 않는다면 도대체 어떻게 해서 우유에 의해서만 요구르트가 생기고 흙에서는 생기지 않는가? 또한 흙에 의해서만 항아리는 생기고 우유에서는 생기지 않는가?(『브라흐마·수트라』 2·1·18에 대한 상카라의 주석)

그 생성 이전에 결과가 원인 가운데 존재할 수가 없다고 하는 인중무과론을 주장한 것은 주로 바이세시카파였다. 상카라는 여기서 이 바이세시카파의 사고방식을 비판한 것이다. 그리고 위와 같은 비판에 대한 재반론을 상정한 위에 상카라는 다음과 같이 말한다.

[바이세시카파의 반론] [결과의] 생성 이전의 비존재의 상태에서는 무한정이라고 해도 우유에만 요구르트가 되는 무엇인가의 특성이 존재하며, 흙에는 존재하지 않는 것이다. 또한 흙에만 항아리가 되는 무엇인가의 특성이 존재하며 우유에는 존재하지 않는 것이다.

[상카라의 주장] 실로 [당신이 말하는 바와 같다면] [결과의] 생성 이전의 상태[즉 원인]야말로 특성을 가진 것이기 때문에 인중무과론은 폐기되며 인중유과론이 성립하게 된다.(동)

금과 금반지, 우유와 요구르트의 비유를 사용하여 원인과 결과의 관계를 논하는 논의에 관해서 지금까지의 논의를 정리해보자. 세친은 이 비유를 상키야파의 인중유과론을 기술하는 것이라고 했다. 상카라는 이 비유를 사용하여 바이세시카파의 인중무과론을 비판했다. 상카라는 앞 회의 강의에서도 본 바와 같이 인중유과론을 전제로 하여 원인(브라흐만)과 결과(현상계)의 관계를 '비차이'라고 했다.

그런데 세친은 이 비유를 사용한 상키야파 인중유과론에 관해서 "이것은 '전변'을 말한 자의 주장"이라고도 말했다. 전변설이란 실재가 그 본질을 상실하지 않고 요컨대 실재로서의 자기동일성을 보존하고 유지하면서 변화한다는 것을 주장하는 것이다. 상키야파의 인중유과론은 확실히 전변설이기 때문에 세친이 지적한 것과 같다.

한편 상카라에 있어서 원인으로서의 브라흐만은 영원불변의 실재이기 때문에 그것이 변화한다는 것은 절대 인정되지 않는다는 것은 앞 강의에서 보았다. 결국 상카라에 있어서는 원칙적으로 상키야파와 같은 전변설은 인정되지 않는다. 그렇기에 그는 현상계를 브라흐만의 임시적 현현이라고 하여 본래 허망이라고 주장했다.

그렇다고 한다면 지금의 논의에서도 상카라는 인중유과론을 옹호하고 바이세시카파의 인중무과론을 비판하기 위해서 금이나 우유의 비유를 사용하고 있지만 "브라흐만이 현상계로 변화한다"라는 의미에서의 전변설을 그대로 인정하고 있는 것이 아니라는 점은 확인하지 않으면 안 된다. 그 한편에서 베단타파 중에는 역으로 전변설을 인정하여 현상계도 또한 실재라고 주장하고, 상카라가 이 세계를 허망하다고 한 것에 대해서, 그것을 강하게 비판한 사상가들이 있었다. 다음으로 그 사람들의 사상을 보도록 하자.

바스카라의 불일불이설 - 세계는 실재한다

바스카라Bhāskara 또한 『브라흐마·수트라』에 주석을 썼지만, 그는 그 가운데 상카라의 주석을 '불교의 사고방식에 의거한 가현maya론자'라 부르며 철저하게 비판한다. 바스카라는 원인인 브라흐만과 결과인 현상계의 관계는 '불일불이不一不異'라고 주장하였지만, 그것은 다음의 시절에 단적으로 제시된다.

결과인 것에 의해서 다(多, 不一)이며 원인인 것에 의해서 일(一, 不二)이다. 마치 금인 것에 의해서 일(一, 不二)이며, 금반지 등인 것에 의해서 다(多, 不一)인 것처럼.(『브라흐마·수트라』1·1·4에 대한 바스카라주)

혹은 또한 다음과 같이도 말한다.

그러나 도대체 어떻게 해서 부분을 가지지 않는 허공과 같은 것[인 파라마 아트만=브라흐만]으로 전변이 있는 것인가 묻는다면, 그것에 대해서 다음과 같이 답해진다. 우유가 그러한 것과 마찬가지로 [그것(브라흐만)은] 전변을 자성으로 하기에, 그리고 전지이며 전능이기 때문에 '그것 자신의 의지로 자기 자신을 변화시킨다'라고 말할 수 있기 때문이다. (『브라흐마·수트라』 2·1·14에 대한 바스카라주)

이것들을 보고 알 수 있는 바와 같이 바스카라는 분명히 전변설을 주장하고 그것을 설명하기 위한 비유로서 금이나 우유를 사용하는 것이다. "그것 자신의 의지로 자기 자신을 변화시킨다"라는 논술에는 웃다라카의 설의 반향을 알아들을 수 있을 것이다. 혹은 좀 더 직접적으로는 "그것은 자기 자신을 자기 자신으로 만들었다"라는 『타이티리야·우파니샤드』(2·7)의 언어를 가리키고 있는 것인지도 모른다.

하여튼 여기서 중요한 것은 위의 번역에서는 명확하게는 말해져 있지 않기 때문에 보충하여 번역하였지만, 바스카라는 "전지전능의 파라마 아트만(최고위의 자기)이 세계의 창조와 유지와 파괴의 원인이다"라고 항상 말한다. 그리고 그는 이 '파라마 아트만paramātman'과 '이슈바라(주재신)'와 '브라흐만'을 같은 신을 표현하는 명칭으로 사용한다.

이슈바라를 세속적인 것으로서 하위에 둔 상카라와는 이 점에서도 다르지만, 바스카라에게 브라흐만은 인격신 같은 색채가 강한 것처럼 생각된다. 그는 존재에 갖추어져 있는 힘은 인지적으로 헤아리기 어렵다고 한 위에 다음과 같이 말한다.

　　더구나 전지이며 전능이며 자율적이며 성전에 의해서밖에 알려질 수 없는 세계의 원인인 정신(브라흐만)의 전변이 도대체 어떻게 해서 특정될 것일까? 실로 그것은 자기 자신의 의지에 의해 자기 자신을 세계의 이익을 위해서 항상 전변시키면서 자기 자신의 힘에 따라 전변시키는 것이다. (동)

　영원불변의 브라흐만이 원인이 되어 실재로서의 이 세계를 만든다는 것은 전지전능의 신이 된다면 어쩔 수 없지만, 그것을 인간의 이치에 의해서 허망이라고 말하는 것은 어디에도 없다. 바스카라는 상카라 이전 베단타파의 전통적인 사고방식인 '불일불이'설을 받아들여 그것에 근거하여 상카라의 혁신적인 설을 비판하고 있는 것처럼 보인다.

　하지만 양자의 논술을 비교해보면 바스카라의 논술은 상카라의 사고를 그 논리성에서도 정밀성에서도 넘어설 수가 없고, 그 비판은 무엇인가 상식적인 차원에서 멈추고 있는 것처럼 생각된다.

그렇기에 한편으로 바스카라가 말하는 신은 상카라가 생각하는 인간과는 격절한 절대적인 브라흐만이 아니라 '세계의 이익을 위해서' 결국은 세간 사람들을 위해서 인간과 강하게 결합된 신으로서 드러나는 것에 주의하지 않으면 안 된다. 이처럼 새삼스럽게 인격신과의 관계를 강화한 베단타 철학은 라마누자에 의해서 더욱 전개된다.

철학자의 신과 신앙인의 신

17세기 프랑스 철학자 파스칼은 자신의 회심廻心을 기록한 '각서'(1654년 11월 23일 월요일이라는 날짜가 기록된 메모) 속에 '아브라함의 신, 야곱의 신, 이삭의 신'과 '철학자, 현자의 신'을 대립시켜서 파스칼 자신이 선택한 것은 '아브라함의 신, 야곱의 신, 이삭의 신'이지, 후자가 아니라고 선언한다. 파스칼이 말하는 바의 '철학자의 신'이란 우리가 지금까지 살펴본 근원적인 일자, 형이상학적인 실재에 해당하는 것이다. 이것에 대해서 '아브라함, 야곱, 이삭의 신'이라 말해지는 것은 이른바 '신앙인의 신'이다. 여기서 말해지는 것은 비인격적 신과 인격적인 신의 구별이라고 말해도 좋을 것이다.

이것을 지금 목격하는 문맥으로 환언한다면, '철학자의 신'이라고 하는 것은 상카라가 생각하는 근원적인 원리로서의 브라흐만이며, 한쪽의 '신앙인의 신'이라고 하는 것은 파스칼의 사상 속에 얼굴을 살짝 내민 좀 더 인격신으로서의 색채를 강하게 띤 브라흐만=이슈바라에 해당한다고 말할 수 있다. 그리고 이 '신앙인의 신'을 본격적으로 베단타파의 사상 속으로 등장시킨 사람이 다름 아닌 라마누자였다.

이 강의는 '인도철학'을 다루는 것이기 때문에 지금까지 철학적인 관점에서 사상의 흐름을 살펴보았다. '신'에 관해서도 오로지 근원적 일자로서의 브라흐만을 다루고 그것과 현상계의 관계가 어떠한 것으로서 파악되는가 하는 관심에서 이것을 논했다. 그러나 '신'에 관해서는 이것을 인도종교사 혹은 힌두교사에서 보면 전혀 다른 측면이 보이는 것은 말할 것까지도 없다.

가령, 바로 지금 라마누자에 관해서 말하면 그는 비슈누교의 신자였다. 비슈누교라는 것은 비슈누라는 베다 이래 신을 신앙하는 힌두교의 일대종파다. 종교시崇

敎詩『바가바드·기타』는 오늘날에는 그리스도교의『성서』에 필적하는 힌두교의 성전으로 여겨지지만, 원래는 크리슈나=바스띠바를 신으로서 숭배하는 종파의 성전이었다. 그것이 비슈누신앙으로 편입되어, 1세기 무렵에 비슈누교 성전으로서 성립한 것이다. 혹은 판차라트라Pañcarātra파에 의해서 숭배되고 있었던 나라야나Narayana신도 비슈누신과 일체화된다.

이렇게 해서 시대를 거쳐서 전개해간 비슈누교는 6세기 후반에는 남인도에까지 확대되었다. 거기서는 '알리바르(견신見神에 몰입하는 자)'라 불리는 종교시인들이 비슈누신을 타밀의 시로 찬탄하였지만, 그 시는 비슈누신을 마치 살아있는 몸을 가진 인간으로서 사랑하고 기뻐하는 존재처럼 읊었다. 10세기가 되면 슈리·바이슈나바Śrīvaisnava파라는 비슈누교의 일파가 나타무니Nathamuni에 의해서 창시되었다. 그 파의 제2대가 야무나, 제3대가 라마누자다. 종교집단으로서 이 파의 중심에 있는 것은 그 토대가 된 알리바르들의 종교운동이 그러했던 것처럼 현실 세계를 살아가는 개인의 감정을 토대로 한 신에 대한 사랑이며 신앙이었다. 라마누자는 이 파에서 최대의 종교지도자다. 그리고 그는 동시에 베단타 철학을 배운 사상가이기도 하였다.

우리는 지금까지의 강의에서 오로지 원리적인 논리 전개로서 근원적 일자(브라흐만)와 현상계의 관계를 생각하는 사상을 살펴보았다. 다시 말하면 '위로부터의 시선'의 철학이다. 하지만 이 라마누자에 이르러 모든 벡터가 역의 방향으로 향하는 사상에서 우리는 만나게 된다.

비슈누교도인 라마누자는 이 세계에 있어서 개인과 신의 인격적인 교감이 우선 앞에 있다. 이 세계를 창조한 신(비슈누=나라야나)의 실재성은 물론이고, 그 신에 의해서 창조된 개인과 현실 세계의 실재성도 의심할 수 없는 것이었다. 그 한편으로 베단타 학도로서의 그에게 부과된 것이, 이 다양한 현실 세계와 개인의 실재성을 인정한 위에 어떻게 해서 브라흐만=비슈누의 일원성을 설명하는가 하는 문제였다.

라마누자의 피한정자 불이일원설 - '양태'로서의 세계

여기서 라마누자는 일원론을 설했다. 그것은 '피한정자 불이일원Viśiṣṭādvaita'설이라 불린다. 글자 뜻 그대로 다시 말하면, '한정된 자Viśiṣṭa'가 '불이일원(不二一元,

advaita)인 것의 주장이다. 여기서 '한정된 자'란 누구인가? 무엇이 무엇에 의해서 한정되는가?

라마누자도 또한 『브라흐마·수트라』에 대한 주석서 『성주聖注』가 있지만, 이것에 앞서서 초기의 저작으로서 『베다의 요의Veda·artha·saṃgraha』를 남긴다. 거기에는 그의 피한정자 불이일원설이 여러 우파니샤드나 『바가바드·기타』『비슈누·푸라나』 그리고 『브라흐마·수트라』의 언어를 여러 곳에서 인용하면서 논술된다. 거기서는 가령 다음과 같이 말해진다.

> 브라흐만은 모든 존재의 내적 본질이라고 이해되기 때문에 그리고 정신성을 본성으로 하는 개아(아트만)도 비정신성을 본성으로 하는 모든 물질도 그것(브라흐만)의 신체라고 이해되기 때문에, 신체는 신체를 가진 자에 대한 다름 아닌 양태로서 존재하는 것이기 때문에, 또한 신체와 신체를 가진 자는 다른 성질을 가진 존재라고 해도 서로 섞일 수는 없기 때문에 '브라흐만은 일체를 그 신체로 한다'라고 말해지는 것이다. (『베다의 요의』65절)

결국 '한정된 자'라고 하는 것은 브라흐만과 마찬가지

다. 개아와 세계의 여러 사물을 신체로 하고 그 신체에 의해서 한정된 자로서 존재한다는 것이, 라마누자가 생각한 것이었다. 그는 이것을 다음과 같이 설명한다.

> 브라흐만은 이런저런 [양태]로서 존재한다고 말해지는 경우, '이런저런'이라는 말에 의해서 표현되는 [브라흐만의] 양태로서만 다종다양한 정신적인 또한 비정신적인 조대한 현상이나 미세한 현상은 존재하는 것이다. 그리고 "나는 다자가 될 것이다, 나는 증식하려고 한다"라는 [우파니샤드의] 언어의 의미도 [이처럼 브라흐만의 다양한 양태를 말하는 것으로서 이해하는 것이며] 완전한 존재가 된다. 다름 아닌 그 이슈바라(신)의 결과로서 혹은 원인으로서 요컨대 다양한 양태를 취하여 존재하는 [이슈바라의] 양태로서 정신적인 존재물(개아)도 비정신적인 존재물(물질들)도 존재한다. (동 66절)

정신적인 개아도 물질적인 이 세계의 사물들도 모두 브라흐만의 '양태' 요컨대 신체다. 이렇게 말해버리면 "모든 것은 브라흐만의 임시적 현현이다"라고 말한 상카라와 무엇이 다른가라고 우리가 생각할 것 같지만, 라마누자에게는 브라흐만의 신체로서 존재하는 것의 실재성이 의심도 없이 실감되고 있었다.

본 강의의 주제는 '되다'라는 것이었다. 현상계가 실재인 것을 보증하기 위해서, 원인인 실재의 브라흐만이 현상계로 전변(변화)한다는 것을 우유에서 요구르트가 가능하다는 비유를 사용하여 설명하는, 그 문제를 보아왔던 것이다. 그런데 라마누자는 이것을 어떻게 다루고 있는가 하는 것이지만, 『베다의 요의』나 『성주』에도 이 비유가 나오지 않는다. 『성주』는 장편이며 그 전부를 정독한 적이 없기에 절대로 없는가 묻는다면 곤란하다. 하지만 상카라나 바스카라의 주석에서 이 비유가 사용되었던 『브라흐마·수트라』의 해당 부분에는 전혀 나오지 않는다. 아마도 라마누자는 인과적인 변화도 '양태'의 변화에 지나지 않는다고 보았을 것이다. 『성주』에는 다음과 같은 언급이 있다.

브라흐만이 결과로서의 양태에 들어간 경우에도 본성이 다른 상태가 되는 것이 아니기 때문에 [브라흐만이] 변화를 겪지 않는다는 것은 전적으로 바른 것이다. … 다른 양태가 되는 것이 결과인 것이 된다.(『브라흐마·수트라』

1·1·1에 대한 성주)

마드바의 이원설 - 모든 것은 실재한다

본 강의의 마지막에 라마누자와 마찬가지로 남인도에 태어나 비슈누교도였던 마드바(Madhva, 13세기)의 베단타 사상을 살펴보고자 한다. 그도 또한『브라흐마·수트라』에 대한 주석 이외에 우파니샤드나『바가바드·기타』의 주석 등을 남긴다.

상카라에 있어서는 완전히 불이일원이었던 브라흐만과 현상계의 관계는 라마누자에 이르러 개별의 실재성은 인정되지만, 그럼에도 양자의 일체성은 보증되었다. 그렇지만 양쪽에 실재성을 인정한다는 것은, 가령 거기에 차원의 차이가 있다고 해도 양자가 별개의 실재성을 갖는다는 것과 관계가 있다. 그리고 이 방향을 더욱 추진한 것이 마드바였다.

마드바의 설은 '이원dveita·vāda'설이라 불리지만, 그것은 그가 정신적인 개아와 물질적인 이 세계의 사물들이 브라흐만(신)과 같은 차원에서 실재이며 영원불멸이라 주장했기 때문이다. 그리고 실제로 개아도 사물도 다수이기 때문에, 이를 '다원설'이라 불러도 좋을 것이다. 마드바는 이 다양한 개아와 세계 사물의 구별이야말로 실재성이 있다고 생각했다.

이 다양한 현상계에는 다섯의 구별이 있다. 개아(jiva)와 신(Isvara=비슈누)의 구별, 신과 물질들의 구별, 개아와 개아의 상호 구별, 개아와 물질들의 구별, 물질들 상호 간의 구별이다. 이 구별은 진실재(satya)다.(『비슈누의 진실의 결정』)

이렇게 해서 개개의 개아(인간)의 자립성이 강화될 때 신과의 관계는 어떻게 될까? 어떠한 구제론이 주창될까? 힌두교에 있어서 신앙의 형태를 표현하는 언어로서는 '박티Bhakti'가 유명하다. 이 말은 '신애', '헌신', '헌애', '성신' 등으로 번역되지만 전신전령全身全靈을 신에게 바치는 신앙의 존재 방식(절대귀의)을 표현하는 말로 이미 『바가바드·기타』 속에 나타난다. 가령 신은 다음과 같이 말한다.

나뭇잎 한 장, 꽃 한 송이, 열매 하나 혹은 물 한 잔이라고 해도 나에게 [그것을] 신애(박티)를 가지고 바친다면 믿음이 굳세고 마음이 안정된 그 사람에게 신애를 가지고 바쳐진 그것을 나는 기뻐하면서 받는다. (9·26) 그 사람이 가령 극악무도한 사람이라고 해도 나 이외 마음을 향하지 않고 나를 신애한[(박티)의 동사형]다면 그 사람은 선인과 다름없다고 간주해야 한다. 왜냐하면 그 사람은 외곬으로 마음이 안정된 자이기 때문이다. (9·30)

여기서 '이미'라고 한 것은 힌두교의 역사 속에서 '박티'가 종교적인 관념으로서 중요한 역할을 실제로 담당하게 되는 것은, 『바가바드·기타』의 성립보다도 훨씬 뒤의 사건, 6세기에 들어와서 비슈누교가 남인도에 널리 퍼지기 시작할 때부터다. 그 가운데 박티에 의한 구제(해탈)를 설한 것이 라마누자였다. 그에 있어서는 신(비슈누)과 개인의 인격적인 교감이야말로 중심에 있었던 것은 앞서 언급한 바와 같다. 다만 라마누자가 생각했던 '박티'는 신에게로 귀의라고 해도 개인 측의 의무적 행위의 실천을 동반하는 것이며 신에 대해서 오로지 은총만을 구하려고 했던 것은 아니다.

그런데 라마누자 이후의 슈리·바이슈나바파는 '박티'

를 어떻게 이해하는가를 둘러싸고 분열하게 된다. 마치 새끼 원숭이가 어미 원숭이에게 착 달라붙는 것과 같이, 신앙에는 인간 측에서의 노력도 필요하다고 생각한 자들과 그러한 노력을 전혀 인정하지 않고, 어미 고양이의 목덜미에 달라붙어 이동하는 새끼고양이와 같이 오로지 신의 은총에 의지하는 자들로 나누어졌다. 하지만 이러한 것은 인도의 중세에서 근세에 걸친 종교사, 힌두교 역사의 문제다. 철학을 다루는 이 책에서 언급하는 것은 이 정도로 그치고자 한다.

8강 언어와 존재
- 언어는 브라흐만이다

바르트리하리

"변용은 언어에 의한 파악이며 언어에 의한 명명命名이다. '흙이다'라는 이것만이 진실이다." 지금까지의 강의에서 몇 번씩 마주쳤던 웃다라카·아루니의 말이다. 상카라가 이 웃다라카의 설을 수용하여 항아리나 잔 그리고 두레박은 '변용'이며 '흙이다'라는 것만이 진실이라고 인정한 위에 '언어에 의한 파악이며, 언어에 의한 명명'에 지나지 않는 사물들로 이루어진 현상계는 그렇기에 허망이라고 단정한 것도 앞 회의 강의에서 본 바와 같다.

하지만 웃다라카에 있어서는 '언어에 의한 파악'은 무엇인가 당돌하게 말해진 감을 면할 수 없지만, 상카라에 있어서도 '언어'에 관해서는 아무런 설명이 이루어져 있지 않다. 혹은 오히려 "언어이기 때문에 허망이다"라고 '언어'를 가볍게 다루고 있는 것처럼 생각된다. 본 강의에서는 이 언어를 중심에 두고서 브라흐만과 현상계의 관계를 논한 바르트리하리Bhartṛhari의 철학을 살펴보고자 한다.

바르트리하리는 5세기 북인도에서 활약한 문법학자이자 철학자다. 문법학은 베다의 성전을 바르게 이해하기 위한 보조 학문으로서 성립하였다. 기원전 5세기에는 파니니(Pāṇini, B.C. 520년~B.C. 460년)라는 인물이 출현하여 산스크리트의 문법규칙을 체계화한 8장으로 구성된『파니니문전』을 저술했다. 그 뒤 카티야야나(Kātyāyana, 기원전 3세기), 나아가 파탄잘리(기원전 2세기)에 의해서『파니나문전』에 대한 상세한 주석이 작성되어 문법학파가 형성되었지만, 그 뒤 전통이 단절되어버렸다. 이 문법학파를 부흥한 것이 바르트리하리였다. 그는 주저로서『문장단어론Vākyapadīya』전 3권을 남긴다.

바르트리하리에 관해서는 당대의 중국 스님 의정(義淨, 635~713)이 자신의 인도 여행기『남해기귀내법전南海寄歸內法傳』에 간단한 전기를 남겨두고 있다. 거기에 바르트리하리가 '죽고 나서 40년이 경과했다'(의정이 인도에 체재한 것은 671년~695년)라고 기술되어있기 때문에 그를 7세기의 인물이라고 간주한 적도 있지만, 오늘날 그것은 부정된다. 다만 7세기라는 설정이 그럴듯하다고 생각된 이유도 없지는 않다.

7세기라는 것은 지금까지의 강의에서 보았던 베단타파로 말하면 상카라가 출현하기 이전 가우다파다 시대이며 불교로 말하면 디그나가보다 뒤에 다르마키르티나 찬드라키르티 시대이며, 미망사파의 쿠마릴라Kumārilla와 만다나미슈라Maṇḍanamiśra도 이 시대에 활약했다. 문법학파에서는 바마나Vamana와 쟈야티티야에 의해서 문법학의 주석서인『카시카주』가 만들어진 시대이기도 하다.

아마도 인도 사상사에서 가장 화려한 시대일 것이다. 인도 고전문화 최전성기에 인도를 방문한 의정은 그 무렵에도 여전히 굉음을 울렸던 바르트리하리 이름을 극히 가깝게 느끼고서, 착오를 하여 7세기라는 연대를 남겼는지도 모른다.

실제로 바르트리하리는 5세기 인물이었다. 5세기가 되면 바르트리하리에 선행하는 사상가로 유명한 인물은 그다지 많지 않다. 불교로 말하면 세친世親과 용수龍樹가 있지만, 다른 파는 근본경전이 성립하여 서서히 자기들 사상이 견고하게 고착화되어가는 시대다. 베단타파 사상가들은 상카라조차도 200~300년 뒤의 인물이다. 라마누자나 마드바에 이르러서는 700년 뒤다. 그와 같은 이른 시기에 독자적인 게다가 완성도가 높은, 결국은 후세에 끼친 영향력이 상상 이상으로 큰 철학이 형성된 것은 놀랄 만한 일이라고 할 수 있다.

언어는 불변의 실체를 지시한다

본 강의에서는『문장단어론』의 3권 2장「실체에 관하여」를 주된 텍스트로 하여 논의를 진행하기로 하자. 전부 열여덟 개 시절로 이루어진 짧은 문장이지만 바르트리하리는 여기서 '실체'에 관해서 논한다. 여기서 말해지는 '실체'란 단적으로 브라흐만을 가리키기 때문에 지금까지 강의에서 보았던 것과 가장 관계가 깊은 장이다. 이하의 인용에서 시절 번호만이 제시되고 있는 것은 2장「실체에 관하여」에서 가져온 시절이다.

우선 우리에게 친숙한 금의 비유를 사용한 다음의 시절에서 검토를 시작해보자.

금 등은 그것(금) 자신이 변용한 [반지 등의] 다양한 형상에 의해서 개별화된다. [그러나] 순수한 그것(금) 자체야말로 '(금)반지'. [(금)팔찌], [(금) 귀걸이] 등의 명칭(언어)에 의해서 지시되는 것으로 [결국은] 되는 것이다. (제4시절)

웃다라카 언표 방식과 비교해서 말하면 "반지나 팔찌 등의 변용물은 '반지'나 '팔찌'라는 언어에 의한 파악이며 언어에 의한 명명이다. '금이다'라는 이것만이 진실이다"

라는 것이 되지만, 바르트리하리는 이 웃다라카의 사고를 "언어는 항상 불변의 실체를 지시한다"라는 것을 의미한다고 이해했다. 이 바르트리하리의 사고에는 근거가 있으며 파탄잘리가 저술한 『대주해서(마하바샤)』(파니니에 의해서 저술된 산스크리트 문법 규칙에 대해서 방대한 주를 붙인 것)의 서장에 그는 다음과 같이 말하기 때문이다.

실로 실체는 불변의 존재이며 형상은 변화하는 것이다. [그것은] 어떻게 알려지는가? 세간에서는 다음과 같은 것이 경험되기 때문이다. 무엇인가의 형상과 결합한 흙이 결합체가 된다. 결합체의 형상이 붕괴해 여러 개 항아리가 만들어진다. 항아리 형상이 붕괴해 여러 개의 도자기가 만들어진다. 마찬가지로 무엇인가의 형상과 결합하고 있는 금이 결합체가 된다. 결합체의 형상이 붕괴해 여러 개 반지가 만들어진다. 반지의 형상이 붕괴해 여러 개의 팔찌가 만들어진다. 팔찌의 형상이 붕괴해 여러 개의 만卍이 새겨진 부적이 만들어진다. 나아가 변화하여 다른 형상과 결합하고 있는 금의 결합체가 두 개의 다갈색 금귀걸이가 된다. 형상은 각각 다르다고 해도 실체는 같다. 형상은 붕괴해도 실체는 그대로다. (『대주해서』 서장)

이 『대주해서』는 문법학파에 속한 바르트리하리뿐만 아니라 인도의 전통적인 철학자 누구에 의해서도 그 아이디어의 공통 원천이 되었음이 틀림없다. 6강과 7강에서 살펴본 상카라가 금의 비유를 사용했을 때도 그가 염두에 두고 있었던 것은 파탄잘리의 논술이었을 것이다.

파탄잘리라고 말하면, 위의 논술에서 보아 알 수 있는 것처럼 금의 비유에 앞서 흙에 의해서 만들어진 항아리의 비유로 언급하고 있기 때문에 웃다라카 교시에서 아이디어를 얻었다는 점은 틀림없을 것이다. 이처럼 사상의 전통이라는 것은 면면히 이어진다. 어떤 시대 사상가의 철학을 시간을 초월한 사상의 연속성 속에서 이해하는 것 또한 중요하다.

지시와 의미

이렇게 해서 바르트리하리는 문법학의 전통 속에서 "언어는 항상 불변의 실체를 지시한다"라고 생각하지만, 이것은 실제로는 어떠한 의미일까? 여기서 말해지는 '불변의 실체'란 브라흐만을 의미한다. 하지만 브라흐만은 그 자체로는 눈에 보이지 않는 것이다. 눈에는 보이지 않는 존재가 어떻게 해서 언어에 의해서 지시될 수 있을까? 도대체 '언어에 의해서 지시된다'라는 것은 어떠한 의미인가? 여기서 의미론semantics으로 깊숙이 파고드는 것은 성가시지만, 이와 같은 문제를 생각하는 경우 최저한의 것으로서 '지시'와 '의미'의 구별을 생각해두는 것은 필요하다. 우선 금의 비유부터 생각해보자. "'반지'나 '팔찌'는 금을 지시한다"라는 것이 앞의 제4시절에서 말했다. 여기서 '금'은 '불변의 실체'로서 존재하고 있는 금이다. 하지만 현재 우리 눈앞에 있는 것은 금으로 만들어진 특정의 형상을 갖는 것이다. 그것들이 '반지'나 '팔찌'라는 이름으로 불린다. 이 경우 '반지'나 '팔찌'라는 명칭(언어)은 무엇을 지시하고 있는 것일까?

이런 식으로 유도 심문처럼 논해가면 꼭 프레게(독일의 수학자, 논리학자, 철학자, 1848~1925)의 예를 떠올리는 사람도 있을 것이다. '초저녁의 밝은 별'과 '첫새벽의 밝은 별'이다. '초저녁의 밝은 별'과 '첫새벽의 밝은 별'은 금성金星이라는 동일한 존재를 지시한다. 하지만 두 개의 의미는 서로 다르다. '초저녁의 밝은 별'이라는 것은 일몰 후 서쪽 하늘에 빛나는 금성(광사원)이며, '첫새벽의 밝은 별'이라는 것은 새벽의 여명, 동쪽 하늘에 보이는 금성(광사원)이다. 이 두 개의 "낱말의 지시Bedeutung는 같지만 의미Sinn 는 그렇지 않다."(프레게, 「의미와 지시에 관하여」) 여기서 이것 과 연관해서 말하면 '(금)반지'나 '(금)팔찌'는 금을 지시하 지만, 의미는 다르다고 할 수 있다. 과연 이와 같은 것이 앞의 제4시절에서 말해지고 있는 것일까? 나아가 금을 비유로 들어 실제로 말하려고 하는 것은 "언어는 불변의 실체인 일자 브라흐만을 지시한다"라는 것이었을까? 그 경우 '지시한다'라는 것은 언어의 어떠한 작용을 말하는 것일까? 이와 같은 점에 관심을 가지면서 「실체장」을 계 속 읽어가도록 하겠다.

실재와 우유적 속성

'자기(ātman)', '존재(vastu)', 그리고 '본성', '신체', '진실성 (tattva)'이라는 [언에]는 어느 것이든 '실체(dravya)'라는 이 [언어의] 동의어다. 그리고 그것(실체)은 영원불변이라고 말해진다. 진실한 것은 그것이 가진 여러 진실하지 않 은 형상에 의해 한정되고 있다. 여러 언어에 의해서 그 들 여러 진실하지 않은 우유적 속성을 통해서 다름 아닌 진실한 존재가 지시된다. 그것은 마치 ['데바닷타 집'이라는 말에 의해서는] 데바닷타 집이 우유적인 표지에 따라 [특정되어] 인식되고 '집'이라는 말에 의해서 바로 순수한 존재(바로 집 그 자체)가 지시되는 것처럼. (제1-3시절)

바르트리하리는 우선 '실체'의 동의어를 열거하는 것에서 시작한다. '실체'란 브라흐만을 의미하기 때문에 여기에 열거된 말은 모두 브라흐만을 가리킨다. 그리고 그것을 나아가 진실한 존재satya라고 환언하고 나서, 그것이 '진실하지 않은 우유적 속성' 요컨대 '실체'와는 다른 무엇인가의 속성을 이따금 띄는 것에 의해서 한정되어 존재하고 있음을 말하는 것이다.

여기서 우리들은 이미 6강에서 살펴본 상카라의 진술을 떠올릴 수 있다. 상카라도 또한 "이슈바라는 무명無明에 의해서 지어진 '명칭과 형태'라는 우유적 속성에 의해서 한정되고 있다"라고 말했다. 상카라가 말하는 이슈바라라고 하는 것은 현상계에 드러난 '하위의 브라흐만'인 것이다. 바르트리하리의 경우도 '진실하지 않은' 우유적 속성에 의해서 브라흐만이 한정된다고 말하기 때문에 이 한정된 브라흐만은 현상계에 여러 사물의 형상을 취하고서 드러나는 것이다. 바스카라도 또한 마찬가지로 절대적인 브라흐만이 우유적 속성에 의해서 한정되어, 다양한 모습을 하고서 현상계에 드러난다고 생각하고 있고, 라마누자에서도 신체(양태)에 의해서 한정된 브라흐만이 생각되고 있었다는 것은 이미 살펴본 그대로다. 이렇듯 브라흐만이 여러 '우유적 속성'에 의해서 한정된다는 사고는 베단타파에서 널리 받아들여진 것이다. 그렇지만 바르트리하리에 있어서는 이 우유적 속성이라는 개념은 후세의 그것만큼은 중요한 개념으로는 되지 않았던 것 같다.

다음으로 제3시절과 제4시절은 서로 대비되면서 어떻게 언어가 실체를 지시하는가를 구체적으로 설명하는 것이다. 제4시절에 관해서는 처음에 본 바와 같지만 이들 예에 의해서 제시되고 있는 것은 '집'이라든가 '금'이라는 언어가 지시하는 실체가 이들의 지시대상이 가지고 있는 우유적 속성을 표현하는 언어인 '데바닷타'라든가 '반지'나 '팔찌'에 의해서 한정됨으로써 의미된다. 이 점을 바르트리하리는 계속해서 다음과 같이 설명한다.

그리고 각종 형상에 의한 한정이 있기에 ['반지'라는 언어가 금을 본질로 하는] 모든 것을 대상으로 하여 의미하는 것이 아니다. 그것은 마치 갈대 대롱의 관(스트로와 같은 미세한 관) 등을 통해서 [존재를 보는 경우에] 눈 등의 능력[이 한정되고, 한정된 범위밖에 보이지 않는 것]과 같다. 언어는 그와 같은 여러 형상들을 의미하는 것이지만, [그들 형상은] 실재를 본질로 하는 것이기 때문에 그와 같은 언어에 의해서 영원불변인 존재(실체)가 지시되는 것이다. (제5~6시절)

반지는 금을 본질로 하는 것이지만 금을 본질로 하는 모든 것이 '반지'라고 말해지는 것은 아니다. 왜냐하면 우유적 속성을 의미하는 '반지' 등의 언어는 그것에 의해서 한정을 받아 한정적인 의미밖에 표현되지 않기 때문이다. 그러한 우유적 속성을 의미하는 언어도 결국은 실체(금)를 지시하고 있다.

존재와 인식

바르트리하리는 계속해서 다음과 같은 주목할 만한 발언을 한다.

"실재(브라흐만)와 비실재(현상계의 사물) 사이에 구별은 없다"라고 옛 선인들에 의해 전승되고 있다. 다름 아닌 실재가 자세하게 고찰된 적도 없이 비실재라고 믿어버리는 것이다. 개념구성(분별)에 의해서 파악된 적이 없는 실재가 개념구성의 형식을 분유分有하는 것이다. 그것(불변의 실재)에는 시간에 의한 구별이 [실제로는] 존재하지 않는데도 시간에 의한 구별(생성·존속·변이·증대·감소·소멸)이 인식되는 것이다. 인식 가운데 대상의 속성들이 존재하는 것은 절대로 있을 수 없다. [그럼에도 불구하고] 그들(속성들)과 절대로 동일하지 않은 그것(인식)이, 마치 그것들과 동일한 것처럼 정립된다. 그것과 마찬가지로 실재 가운데 여러 변용의 형식들이 존재하는 것은 절대로 있을 수 없다. [그럼에도 불구하고] 그들(여러 변용의 형식들)과 절대로 동일하지 않은 그 실재가 마치 그것들과 동일한 것처럼 인식되는 것이다. [모든 것의] 형상의 소멸이 있을 때 끝까지 지속하는 진실재야말로 영원불변의 존재이며, 그것이야말로 언어에 의해서 지시되어야만 하는 것이며, 그리고 그것이야말로 언어와 구별된 적이 없는 것이다. (제7~11절)

무엇인가 대단히 기묘한 인상을 주는 난해한 논술이

다. 존재에 관한 사건과 인식에 관한 사건이 뒤얽혀있는 것처럼 생각된다. 게다가 인식의 문제라면 인식주체로서 우리 측에서의 기술이 되어야만 하는데도 그와 같은 인간적인 인상을 주지 않는다. 마치 비실재인 존재들이 어떻게 해서 자신들을 실재하는 것으로 보이게 하는가 하는 것을 어딘가 높은 곳에서 분명히 하는 논술처럼 보인다.

일상적으로는 우리의 인식행위는 대상 없이는 결코 있을 수 없기에 인식내용과 대상을 절연하게 구별할 수 없는 것이다. 그러나 여기서는 "인식 가운데 대상의 속성들이 존재한다는 것은 절대로 있을 수 없다"라고 기술하며 인식과 대상을 절대적으로 구별하고 나서 양자의 혼동이야말로 우리(인식주체)에게서 생기는 인식이라고 말하고 있는 것 같다. 인식대상이 외계에 실제로 존재하고 있는지 아닌지는 인식의 생성에 전혀 영향을 끼치지 않는다. 인식은 그 자신에 의해서 생긴다는 것은 불교 유식학파의 사고방식이지만, 바르트리하리도 마찬가지로 생각하고 있었던 것일까?

실제 헤라라쟈(13~14세기)라는 주석자는 위의 제9시절에 대해서 이 유식설을 원용하여 바르트리하리의 생각을 설명한다. 인식대상이 가진 푸른색 등의 속성은 사물이며, 사물이 사물이 아닌 인식 가운데 존재하는 것은 절대로 없다고 설명한다. 그 위에 계속해서 불교논리학자 다르마키르티 시절을 인용하고 있다. 위의 바르트리하리 논술은 헤라라쟈가 아니라고 해도 확실히 이렇게 해석했을 것이며 그 해석은 틀리지 않을 것이다. 하지만 헤라라쟈는 물론 다르마키르티도 바르트리하리보다 훨씬 후대 인물이었다는 것을 잊어서는 안 될 것이다. 그런데 시절은 다음과 같이 계속된다.

실재의 이중성

그것(진실재)은 있는 것이 아니며 그것은 없는 것도 아니다. 그것은 일자가 아니며 별개도 아니다. 결합해 있는 것이 아니며 단절된 것도 아니다. 변화한 것이 아니며 변화하지 않았던 것도 아니다. 그것(진실재)은 있는 것이 아닌데 그것은 존재한다. 그리고 그것은 일자이며 각각 별개 존재다. 결합된 것이며 단절된 것이다. 그것은 변화한 것이며 변화하지 않는 것이다. 그 일자에서 언어, 언어의 대상(의미), 언어와 그 대상과의 관계가 보인

다. 그것(일자)이 보이는 것이며, 보는 것이며, 보는 자이며, 보는 것의 목적이다.(제12-14시절)

여기서 말해지는 것은 진실재인 브라흐만과 서로 모순하는 두 개 양태가 있다는 것이다. 이것에 관해서도 주석자인 헤라라쟈는 절대적인 차원의 실체pāramārthika dravya 혹은 최고위의 브라흐만과 일상적인 차원의 실체 vyarahārika dravya 혹은 하위의 브라흐만 구별을 언급하면서 주석을 하고 있다. 실재에 두 개 차원을 인정함으로써 이와 같은 모순하는 성질의 존재를 합리적으로 설명하면 확실히 이해하기 쉽게 된다. 하지만 여기서도 또한 과연 바르트리하리 자신이 그와 같은 구별을 명확하게 인정하고 있는가 하는 문제가 발생한다.

브라흐만에 최고위와 최하위의 구별을 인정한 것은 상카라였다. 상카라는 브라흐만에 두 개 양태를 인정했다. 하나는 명칭과 형태의 개별적 변용이라는 여러 우유적 속성에 의해서 한정되고 있는 것(하위의 브라흐만)이며 또하나는 그것과는 반대로 전혀 어떠한 우유적인 속성을 가지지 않는 것(최고위의 브라흐만)이다. 그것은 6강에서도 본 바 그대로다. 하지만 바르트리하리도 또한 같은 구별을 인정하고 있었다고는 말할 수 없다.

헤라라쟈 주석은 상카라의 영향을 크게 받았음이 틀림 없다. 따라서 바르트리하리는 다만 브라흐만에 이 두 종의 측면이 있다는 것을 인정했을 뿐이며, 아직 이 양 측면을 각각 특수한 술어를 가지고 부르는 데는 이르지 않았다(나카무라 하지메中村元, 『언어의 형이상학コトバの形而上學』)라고 하는 것이 역시 타당한 이해일 것이다. 그런데 계속해서 다음과 같이 말해진다.

불변의 실체는 어떻게 변화하는가?

여러 변용이 소멸했을 때는 귀걸이[가 소멸한 뒤]에는 진실재로서 금만이 남는다. 그것과 마찬가지로 [현상계에서] 여러 변용이 소멸했을 때는 진실재로서 근본의 질료인[인 브라흐만]만이 남는다. 그것(근본의 질료인인 브라흐만)은 모든 언어에 의해서 표시되어야 할 대상이다. 여러 언어는 그것과 별개가 아니다. 가령 브라흐만과 여러 언어는 별개가 아니라고 해도 양자 사이에는 마치 각각 다른 것 사이에 존재하는 것과 같은 관계가 있다. 꿈속에서는 같은 하나의 마음이 서로 모순하는 모습을 하면서 드러난다. 자기 자신이기도 하고 타인이기도 하며 동료이기도 하며 적이기도 하다. 화자이기도 하고 청자이기도 하며 말하는 것이기도 하며 말하는 목적이기도 하다. 마치 그것과 마찬가지로 본래 불생불멸이며 불변이며 시간적인 전후 관계를 초래하지 않는 진실재(브라흐만) 가운데 서로 모순하는 생성 등의 여러 양태가 있는 것처럼 인식되는 것이다. (제15~19시절)

이상이 '실체장' 전체다. 제18시절에서 말해지고 있는 것이 결론이다. "불변의 브라흐만이 어떻게 해서 현상계로 변화하는 것인가?"라는 질문에 대해서는 "불변의 브라흐만에 변화상이 있는 것은 그와 같이 인식되고 있을 뿐이다"라는 것이 결론이다.

이미 현상계를 허망하다고 간주하는 상카라의 주장을 살펴본 우리로서는 이 사고는 상카라로의 전 단계로밖에 생각할 수 없을지도 모른다. 하지만 이 바르트리하리 결론에는 하나 중요한 점이 있다. 그것은 이 결론이 문법학파의 전통 속에서 필연적으로 도출된 것이라는 점이다. 이에 대해 언급해보고자 한다.

"불변의 실체가 어떻게 변화하는가?"라는 문제에 답하

는 것은 문법학파에 있어서는 중요한 과제였다. 언어가 항상 같은 대상을 지시하고 같은 의미를 표현하기 때문이야말로 인간은 그 언어를 사용하여 커뮤니케이션을 행하는 것이다. 이것은 문법학파인 그들에 있어서는 당연한 일이었다. 결국 그들에 있어서 언어는 영원불변의 실체인 것이다.

하지만 언어는 변화한다. 가령 언어는 실제의 사용에서 어미변화를 하여 다른 형태가 된다. 문법에도 문법요소의 대치(아띠샤)를 규정하는 규칙이 있다. 요컨대 요소x에 대해서 요소y가 요소x와 같은 문법상의 기능을 가진 것으로서 치환되는 경우가 있다는 점을 문법이 인정하는 것이다. 이것은 어느 시점까지 존재하고 있었던 요소x가 그 시점에서 없어지게 되고 그 시점까지 존재하지 않았던 요소y가 그 시점에서 생겨나게 된다는 것을 인정한다는 것과 다름없을 것이다. 언어의 영원불변을 주장하는 그들에 있어서는 분명히 곤란한 이것을 어떻게 설명할 것인가?

『대주해서』의 작자 파탄잘리는 이 곤란을 피하기 위해 "관념(붓띠)이 변화시킨 것이지 문법요소 그것이 변화시킨 것은 아니다"라고 생각했다. 요컨대 거기서 일어나는 것은 관념 변화이지 요소x에 관해서 생각하는 대신에 요소y에 관해서 그때 사람은 생각하기 시작하는 것이라고 말하는 것이다.

산스크리트어와 한국어는 상당히 다르기에 구체적으로 설명하는 것은 어렵지만, 가령 '~이 있다'와 '~이 존재한다'가 문법적으로 같은 기능을 가진 문법요소라고 하자. 거기서 문장 속에서 한쪽이 사용될 때 다른 쪽에로 치환이 가능하다고 하자. 그렇다면 치환되었을 때 무엇이 변화한 것인가? '있'이 '존재한'으로 변화한 것인가? 파탄잘리는 그렇지 않고 그때 관념의 전체가 일거에 변화했다고 생각하는 것이다. 결국 언어 전체의 관념 차원에서 전위가 일어났다고 생각하는 것이다. 실제 언어로서의 존재 차원에서 무엇인가가 부분적으로 변화한다든지 무엇인가에 무엇인가가 부가된다든지 하는 것이 아니다. 관념 안에서 언어 전체가 다른 언어 전체를 순식간에 대신한 것으로 생각된다. '대신한다'를 '변신한다'든가 '변성한다'라고 말해도 좋을 것이다.

언어는 브라흐만이다

불변의 실체가 관념 가운데 변화한다. 이것이야말로 바르트리하리에게까지 계승된 문법학파의 사고 방식인 것이다. 『문장단어론』제1권 서두에 게재된 다음의 시절은 "언어는 브라흐만이다"라는 바르트리하리 주장을 선언하는 것이지만, 여기서 표명되고 있는 것은 실로 "불변의 브라흐만이 관념 가운데 다양하게 변화한다"라는 것이다.

그것으로부터 현상계의 구축이 있는 브라흐만은 시작도 없고 끝도 없는, 언어의 본질이며 불멸의 자음이며 의미=대상=사물로서 [이 현상계에] 변화한다. (『문장단어론』 제1권 제1시절)

'그것으로부터 현상계의 구축이 있는 브라흐만'이라는 최초의 한 구절(원문에는 시절 말미)은 분명히 "[브라흐만이란] 그것으로부터 이 [현상계의] 생성 등이 있는 것이다"라는 『브라흐마·수트라』(1·1·2)의 브라흐만의 정의를 수용한 것이다. 바르트리하리의 언어철학도 또한 근원적 일자인 브라흐만이 이 현상계의 다양한 여러 사물들과 관계를 맺고 있다는 것을 첫 시절에서 인정하고 있다.

하지만 그 진술에서 『브라흐마·수트라』에 있었던 '생성 등'의 말이 사라지고 대신에 '구축prakriya'이라는 말을 사용한 것에 주목하지 않으면 안 된다. '구축'은 문법학에서 언어나 의미의 성립을 분석적으로 설명하는 것이다. 다음 강의에서 기술하는 것처럼 바르트리하리에 있어서 언어는 본래 절대 무분절인 것으로 생각되어야만 하지만 그것을 분석하여 구분을 설정하여 일상적인 차원에서의 의미 이해를 위해서 조립되는 것이 '구축'이다. 그는 다음과 같이 말한다.

일자인 그것을 '구축'의 차이에 의해서 사람은 다종다양하게 구분한다. 사람은 문법학을 습득해야만 비로소 그 최고의 브라흐만에 도달한다. (동 제1권 제22시절)

절대 무분절의 브라흐만을 분절하여 이해하는, 요컨대 '구축'하기 위해서는 문법학 습득이 필요하다고 하는 것이다. 바르트리하리는 브라흐만에 관해서 말하고 있는 것일까? 그렇지 않으면 언어에 관해서 말하고 있는 것일까? 브라흐만과 언어는 여기서 일체화해버린 것 같다.

하지만 이것이야말로 바르트리하리 언어철학이다.

이슬람 사상 연구로 국제적으로 널리 알려진 학자로서 『이슬람 철학의 원상』(이와나미신서) 등의 저작으로 유명한 이즈쓰 도시히코(井筒俊彦, 1914~1993)는 사망하기 직전까지 '동양철학 전체의 새로운 구조화'를 지향했다. 그가 상카라의 철학에 관해서 말한 언어를 떠올려보자.

우리의 경험적 세계는 우리 자신의 의식의 '부탁'적 활동에 따라 다양하게 분절되어 현현하는 브라흐만 가상적 모습과 다름없다는 것이 된다. 어디에도 분절선이 없는 절대 일자가 분절된 형태로 우리의 표층 의식에 비치는 것이다. 절대 일자가 객관적으로 자기 분절할 리가 없다. (『의식과 본질』)

여기서의 '부탁adhyāsa'이라는 말은 이즈쓰 도시히코의 말 그대로 불이일원론의 중요한 술어이며 상카라 용어이지만 이것을 '구축'이라고 환언하면 위의 문장은 그대로 바르트리하리가 생각하고 있던 것이라고 말해도 좋을 것이다.

아니 좀 더 정확히 말하면, 위의 이즈쓰 도시히코의 문장은 상카라보다도 바르트리하리에게 어울리는 것은 아닐까? 이즈쓰 도시히코가 자신의 저작에서 바르트리하리에 대해 언급하는 것은 별로 없지만, 언어에 관한 관심이 특히 강한 철학자이었기 때문에, 그의 이해는 그대로 바르트리하리에까지 거슬러 올라간다고 말할 수 있을지도 모른다.

9강 존재와 비존재
- 언어와 보편

자기 분절의 사상사

"절대 일자가 객관적으로 자기 분절할 수는 없다"라는 이즈쓰 도시히코의 말을 8강의 마지막에 소개했다. 본 강의에서는 이에 관해서 고찰하는 데서 시작해보자. 1강 에서 살펴본 웃다라카·아루니의 이 교시는 근원적 일자 가 자신의 의지로 '증식'한다고 기술하고 있기에 분명히 자기 분절을 주장하는 입장이다. 3강에서 살펴본 여러 주장의 대부분도 일자를 질료인으로 간주하기 때문에 자 기 분절하는 것이다. 4강의 상키야의 주장도 인중유과론 으로 근본원인(질량인)인 프라크리티로부터 현상계의 실 재론적 전변이 기술되고 있기에 이것도 자기 분절이다.

6강에서 살펴본 것은 상카라 주장이다. 그것은 인중유 과론에 입각하면서 일자에 변화는 인정되지 않는다는 것 으로부터 현상계를 일자의 임시적 현현이라고 간주하기 때문에 환영적 전변설이라 말할 수 있다. 이즈쓰 도시히 코가 말한 바와 같이 '절대 일자가 **객관적**으로 자기 분절 할 수는 없지'만 일자와 현상계 사이에 생기는 원인과 결 과의 관계는 견고하게 인정되고 있기에, 이른바 환영적 으로는 자기 분절이 일어난다고 말해야만 할 것이다. 7 강에서 살펴본 바스카라나 라마누자, 마드바는 개아나 현상계의 실재성을 일자의 실재성과 함께 강하게 주장했기 때문에 순수한 실재론적 전변설로서 자기 분절이다. 이렇게 본다면 인도 사상사에서는 자기 분절의 사고방식이 압도적으로 많았다는 것을 알 수 있다.

그렇다면 바르트리하리는 어떤가? 앞의 강의에서 본 바와 같이 바르트리하리는 후대의 상카라와 마찬가지로 브라흐만 일원론자다. 그 브라흐만 안에서 언어의 본질을 파악한 언어철학자다. 그의 사상은 때로는 신비주의적인 경향을 띤 적도 있지만, 다른 한편 그는 전통적인 문법학파에 속하며, 인간의 일상 활동에 있어서 언어 성립과 활동에 세심하게 주의를 기울이고 언어에 관해서 논한 문법학자이기도 하다.

바르트리하리에 있어서 언어란 본래 단일 불가분인 것이다. 그것을 언어(단어)나 음소로 분해하고, 여러 언어의 관계나 음소의 연속이라는 분절적인 순서를 거기서 인정하려고 하는 것은, 인간 측의 개념구성(분별)의 활동이다. 그리고 세계의 사건이 언어의 의미로서 말해질 때, 그 의미로서 세계도 또한 본래는 하나의 전체지만, 일상의 장에서는 인간의 개념적인 사유 활동에 따라 분절화되어 인식되며, 언어와 결합하여 표현 활동으로 향하게 되는 것이다. 따라서 세계의 분절화는 근원적 일자가 자기 분절하여 일어나는 것이 아니라 인간 측의 의식 활동의 결과라고 바르트리하리는 생각했다. 다만 그는 실제 논술에서는 이와 같은 인간의 의식 활동을 "정말로 불가사의한 것이다"라고 말하면서 다음과 같이 약간 타협적으로 설명한다.

모든 세간적인 활동은 개념구성에 따라 산출된 존재물에 의해서 그것이 마치 제1실재(브라흐만)에 의해서 산출된 것처럼 행해진다. 그리고 실로 그런 이유로 영원불변의 브라흐만을 주장하는 자는, 그것(분절하지 않는 브라흐만이 분절하는 것처럼 보이며 세간적 활동이 행해지는 것)은 브라흐만의 능력이라고 생각한다. 브라흐만은 분절적 순서(krama)와 동일이라고 그는 말한다. 분절적 순서가 브라흐만과 다른 것일 수가 없다. (『문장단어론』 제3권 제3장 「관계에 관해서」 제82~83시절)

존재와 비존재

이미 앞의 강의 끝에서 이즈쓰 도시히코의 철학에 특

징적인 용어인 '분절'이라는 말을 사용했지만, 위의 바르트리하리 문장에서는 그것이 분절적 순서라는 언어로 말해지는 것에 주목하고 싶다. '분절'은 이즈쓰 도시히코에 따라 '분절선'이라든가 '한계선'이라는 언표방식으로 설명되는 것처럼 무분절인 일자를 공간적으로 구분한다는 이미지가 거기에는 있다. 이것에 대해서 바르트리하리는 세계 분절화에 있어서 순서, 요컨대 시간적인 전후 관계를 상정하고 있다. 왜냐하면 이 세계는 존재와 비존재에 의해서 성립하고 있기 때문이다.

존재와 비존재는 생성과 소멸이라는 두 개의 시점 사이에 존재하는 중간 상태라고 바르트리하리는 생각했다. …생성→존재→소멸→비존재→생성→존재→소멸…. 이처럼 현상계에 있어서 시간의 흐름이 상정되고 있다. 그리고 다양한 사물에서 성립하고 있는 현상계에 있어서 언어표현을 행한다고 한다면, '이다'라는 공간적인 양상뿐만 아니라 '이다'와 '아니다', 존재와 비존재에 의해서 성립하는 시간적인 양상도 근거로 해야 한다. 그는 '인 것'과 '아닌 것'을 언어에 갖추어져 있는 두 개의 능력이라고 인정하며 "이 두 개의 능력이 일상적인 언어표현 활동의 기반이다"(『문장단어론』제2권 제33시절)라고 말한다.

다만 이 존재와 비존재는 영원불변의 브라흐만과 같은 실재가 아니라 단지 일상적 세속적인 활동에 응하고 있다. 현상적인 현현인 존재와 비존재에 관해서 바르트리하리는 다음과 같이 말한다.

[실제로는] 비존재가 존재로서 생성되는 것은 아니다. 존재가 소멸상태가 되는 것도 아니다. 존재와 비존재는 함께 개념적으로 구성된 것이며 근원적 일자인 브라흐만과 다른 것이 아니다. [그렇기에] 존재와 비존재의 양자가 별개의 존재인 것도 아니다. 결과로서 생성하기 이전의 비존재는 소멸상황(본체가 없는 상태)에 있기에 [거기에 비존재를] 있게 하는 원인은 존재하지 않는다. [그렇기에 없는 것이 생성할 수는 없다.] 반대로 본체를 가지고 [이미 존재하고] 있는 상태의 존재에 대해서 원인은 무엇을 하는 것일까? [아무것도 행해지지 않는다. 그렇기에 존재하는 것이 소멸하는 것도 아니다.](같은 책 제3권 제3장 「관계에 관하여」 제61~61시절)

변화는 존재하지 않는다

우리는 『구사론』의 여기저기에서 아주 유사한 언어를

7강에서 살펴보았다. 그것은 "있는 것은 있고, 없는 것은 없다. 없는 것은 생길 수가 없고, 있는 것은 소멸할 수가 없다"라는 것이었다. 거기서는 이 언어는 상키야파 인중유과론을 말하는 것으로서 제시되고 있다. 따라서 이 언명의 결론은 "그렇기에 존재가 생성하기 위해서는 원인 가운데 미리 결과가 존재하지 않으면 안 된다"라는 것이며, '그렇기에 존재는 원인 가운데 존재하는 본질을 상실하지 않고 변화하는 것'이라는 것이었다. 거기서는 원인이 존재하는 것, 따라서 결과도 당연히 존재하는 것은 의문시되지 않았다. 인중유과론에 근거하는 한, 베단타파의 주장도 브라흐만이 변화하는 것을 부정한 상카라를 별도로 한다면 상키야파와 같다.

하지만 바르트리하리가 여기서 말하고자 하는 것은 표현은 유사하다고 해도 전혀 다르다. 그는 "변화를 초래하는 원인은 존재하지 않는다"라는 것을 말하고 있다. "없는 것이 생길 수가 없다. 원인이 존재하지 않기 때문이다. 존재하는 것이 소멸할 수도 없다. 원인이 존재하지 않기 때문"이라고 말하는 것이다. 이것은 변화는 존재하지 않는다고 말하는 것과 같다.

상카라의 경우는, 브라흐만이 현상계의 원인인 것은

인정하여 인중유과론을 취하고 나서, 불변의 브라흐만이 변화할 수는 없다는 것으로부터 현상계가 실제로는 허망하다는 것을 주장한 것이다. 이것에 대해 바르트리하리는 현상적인 존재와 비존재는 어디까지나 인간에 의해서 개념적으로 구성된 것이라고 해서 실제로는 모든 사물이 브라흐만 속에 동시적으로 일체화하여 존재하고 있다고 생각하는 것이다.

비존재가 존재와는 무엇인가 다른 것으로서 확정될 수가 없다. 그것과 마찬가지로 동시적으로 존재하는 것과 분절적 순서를 갖는 것 사이에 무엇인가의 구별이 있는 것도 아니다. [즉 분절적 순서를 가진 사물들은 모두 브라흐만 가운데 동시적으로 존재하는 것이다.] 그러므로 영원불변이며 존재와 비존재를 본성으로 하는 일자(브라흐만)가 [그 자신의] 능력의 구별로 언어에 의해서 지시되어야 할 대상이 되었을 때 다수의 양태를 갖는 것으로서 빛나는 것이다. (동 제84, 87시절)

브라흐만은 일상적인 언어표현 대상이 되었을 때 공간적인 차별도 시간적인 차별도 동시에 모두 양태로서 받아들여 세계로서 현상한다는 것이다. 이 바르트리하리의 사고가 어디로 향하고 있는가를 보기 위해서 이즈쓰 도시히코의 철학을 조금 더 참조해보도록 하자.

언어는 자기 분절하는가?

이즈쓰 도시히코가 자신의 여러 저작 속에서 바르트리하리에 관해서 기술한 것은 그렇게 많지 않다고 앞의 강의에서 기술하였지만, 다음 문장이 그가 조금 언급한 부분에 해당한다.

즉 경험적 세계에서 모든 사물과 사상의 생성은 '언어·브라흐만'(śābda·brahman)의 자기 분절에 의한 것입니다. 게다가 '언어·브라흐만'은 그 본성상 영원 부단히 자기 분절의 과정에 있는 것입니다. 여기서도 또한 선禪의 경우와 마찬가지로 근원적 비언어가 끊임없이 자기를 분절하여 구체적인 개개의 언어가 되며, 그들 언어가 개개의 사물과 사상을 현성시켜서 그 결과 우리들의 경험 세계가 드러나게 된다는 사고입니다.

상카라에 관해서는 일자의 자기 분절을 부정한 이즈쓰 도시히코가 바르트리하리에 관해서는 일자의 자기 분절을 적극적으로 긍정하고 있는 것은 대단히 흥미로운 일이다. 이 이유를 고찰해보도록 하자. 이미 본 바와 같이 바르트리하리는 세계의 분절화는 그 근원에 존재하는 일자가 자기 분절하여 일어나는 것이 아니라 인간 측의 개념구조 요컨대 의식 활동의 결과라고 생각했다. 인간의 의식은 '언어라는 형태를 취하는 것'(『문장단어론』 제1권, 제134시절)이다. 그리고 "주체와 객체로 구분된 형태는 언어인 브라흐만(śābda·brahman)이 현상계로 변화한 것(vivarta)이다"(동 제139시절에 대한 주)라고 그는 생각했다.

요컨대 여기서는 일자 브라흐만이 주체와 객체로 자기 분절한다고 확실히 말하고 있다. 본래는 주객미분인 언어＝브라흐만이 인간 측의 의식 활동으로 주체(주관, sādhka)와 객체(객관, sādhya)로 분열한다. 그리고 표시주체＝언어임과 함께 표시대상＝사물로도 되어 현상계로서 드러난다고 하는 것이 바르트리하리 생각이다. 그는 다음과 같이 말한다.

개별적인 존재 방식을 취하고 변화하는 것에 의해서

형상화하는 것을 체득하는 최고의 근원적 원리는, 언어와 다름없다고 모든 학문에 있어서 전승되고 있다. 불가분의 일자인 그 언어의 일부분인 '소' 등[의 언어]은 [언어인 브라흐만으로서의] 일자성을 결코 초월할 수 없고 언어를 인도하는 눈으로서 언어를 근거로 하여 [소 등의 표시대상으로서] 개별적으로 현출한다. (동 제136~137시절)

비유로 말해보면 바르트리하리에 있어서는 브라흐만과 현상계의 관계는 스크린과 거기에 비치는 화면과 같은 것이다. 브라흐만이라는 스크린에 천변만화의 시시각각 변화하는 영상이 드러나지만, 실은 그 영상은 인간의 의식이라는 프로젝트-다만 이 프로젝트는 언어를 발화하는 프로젝트이다-에 의해서 비치는 것이다. 스크린 자체에 분절화가 일어나고 있는 것은 아니다. 하지만 언어인 브라흐만이 표시의 주체(프로젝트)와 표시의 객체(스크린)에 자기 분절하고 있는 것도 또한 확실하다. 그 결과로서 현상계가 현현하는 것이다. 앞의 이즈쓰 도시히코의 언어는 바로 이것을 말하고 있었다.

언어가 앞서 존재한다

다만 바르트리하리가 브라흐만과 언어를 일체로 생각하고 있었다는 점을 잊어서는 안 된다. "언어는 브라흐만이다"라고 그는 생각하고 있었다. 이것은 현상계에서도 마찬가지로 이즈쓰 도시히코가 말하는 바와 같이 개개의 언어가 개개의 사물과 사상을 '현성'하게 한다고 해도 결코 그것은 언어가 사물을 산출한다는 것이 아니라 표시주체로서 표시대상을 표출하고 있다는 것이다.

언어가 사물이 될 수는 없다. 언어인 브라흐만은 개개의 언어로 자기 분절하지만, 그것이 나아가 개개의 사물로 자기 분절할 수는 없다. 프로젝트가 스크린에 영상을 비추는 것처럼 언어는 사물을 표출하며 현현할 뿐이다. 하지만 나아가 고찰하지 않으면 안 되는 것이 있다. 이미 본 바와 같이, 언어는 영원불변의 실체였다. 따라서 언어의 표시대상인 사물도 또한 영원불변이지 않으면 안 될 것이다. 그렇지 않으면 양자 사이에 불변이며 필연적인 관계가 성립하지 않는 것이 된다. 현상계의 사물은 영원불변 존재가 아니다. 그렇다면 도대체 어떻게 해서 언어는 현상계의 사물을 표출하는 것일까?

보통 우리는 대상이 사물을 인식하고 그것을 표현하기

위해서 언어를 사용한다고 생각할 것이다. 사물이 앞에 있고 언어가 사용되는 것은 사물을 인식한 뒤의 일이다. 이것이 일상적인 언어 사용의 장에서 언어에 의한 인식이 존재하는 보통의 방식이다. 바르트리하리는 물론 그와 같은 언어 사용의 실제에 관해서도 성실하게 논의하고 있다.

하지만 지금 강의에서 고찰 대상으로 하는 문제는, 브라흐만인 언어가 어떻게 해서 현상계를 표출하는가 하는 것이지 인간 측의 인식 구조 문제가 아니다. 바르트리하리가 일상의 장에 있어서 언어 사용이나 인식에 있어서 언어 작용에 관해서 어떻게 생각했던가 하는 인식론의 문제는 다른 기회에 다루는 것으로 하고, 여기서는 조금 더 언어=브라흐만에 의한 현상계 창출 문제를 계속해서 고찰해보도록 하자.

거기서 만약 프로젝트 비유가 바른 것이라면 바르트리하리 경우는 앞서 언어라는 프로젝트가 있고 그것으로부터 표시대상이 드러나며, 비치게 될 것이다. 과연 이와 같은 이해가 괜찮은 것인가? 바르트리하리는 다음과 같이 말한다.

어떠한 언어에 의해서도 반드시 최초로 언표되는 것은 언어 그 자신의 [형식의] 보편이다. 그 뒤에 [각각의 언어의] 표시대상인 보편적인 형식에 대해서 그것(언어 자신의 형식 보편)의 덮어 가림(adhyāropa)이 구성되는 것이다. (『문장단어론』 제3권 제1장 「보편에 관하여」 제6시절)

즉 '소'라는 언어에 의해 이 언어 그 자체 '형식의 보편 jāti'인 '소'가 최초에 언표된다. 그 뒤에 '소'를 표시대상인 소의 **보편 형식**에 대해서 덮어 가리는 것을 상정한다. 그 결과로서 개개의 소가 표현된다고 바르트리하리는 말한다. 확실히 언어가 앞에 존재하고 사물은 뒤에 존재한다.

언어란 '덮어 가림'이다

여기서 바르트리하리가 사용하는 '덮어 가림adhyāropa'이라는 말은 통상은 '부탁'이라고 번역된다. 이전 강의의 마지막에 언급한 '부탁adhyāsa'의 동의어이며, 이즈쓰 도시히코가 상카라의 불이일원론을 이해하는 데 있어서 중요시한 말이기도 하다. 이즈쓰 도시히코는 다른 저작에서는 이것에 '부탁'이라는 번역을 배당하고 '마야(임시적 현

232

현)'의 동의어로 간주한다. (『초월의 언어』「마야적 세계인식」)

확실히 상카라에 있어서는 이 말은 캄캄한 어둠 속에서 새끼줄을 뱀이라고 오인하는 비유와 같이, A에 대해서 A가 아닌 것을 '가려'서 착오하여 인식하는 것錯誤知을 의미하는 것이었다. 이 현상계가 허망인 것도 실재의 브라흐만에 대해서 비실재 브라흐만이 아닌 것을 '가려'서, 인간의 의식이 보기 때문이라고 상카라는 생각한다.

하지만 바르트리하리에 있어서는 '착오'라는 함의는 없다. 바르트리하리는 언어의 작용을 제시하는 것으로 '덮어 가림'이라는 말을 사용하고 있다. 언어는 바로 언어로서 자신의 존재 방식을 대상을 덮어 가림으로써 표시대상인 사물을 표현하는 것이다.

게다가 지금 '대상'이라고 말했지만, 언어가 작용하기 이전에 대상이 먼저 존재하고 있는 것은 아니다. 프로젝트가 비추기 전부터 영상이 스크린에 비쳐 있는 것이 아니다. 실로 언어는 브라흐만이라는 무지(無地, 絶對無分節)의 스크린에 자신의 언어로서의 형식을 투사하여 매 순간 마치 거기에 대상이 있는 것 같이 '덮어 가리기'를 행하여 개개의 사물을 비추는 것이다. 실로 그 경우가 "언어인 브라흐만(sabda·brahman)이 현상계에로 변화했다

(vivarta)"라고 말해지는 경우와 차이가 없다.

그런데 바로 앞의 바르트리하리 문장에서 '보편'이라는 것이 말해졌다. 여기서 의도되고 있는 것은 일상 언어라면 발화자가 누구이든 '소는 ~'라는 발성이 행해지면 그것을 들었던 사람은 일반적으로(보편적으로) '소는 ~'라고 이해할 것이고, 그 결과로서 '소는 ~'라는 표시대상인 사물에 관한 이해를 일반적인 형식(보편적인 형식)으로 가질 것이다. '소'는 개인에 의해서 다양하게 발성되는 'ㅅ', 'ㅗ'라는 음의 연속으로 이루어진 언어의 유개념이며, '소'는 개별 소의 유개념이라는 의미이며 '보편'이라 말해진다고 생각해도 좋다. 바르트리하리는 "표시대상인 보편은 모두 [그것들을 표시하는] 언어[그것 자신]의 형식의 보편을 근거로 하는 것이다"(동 제1권 제15시절)라고 생각했다.

이것은 이상한 것이 아닌가? 바르트리하리는 한편으로 '보편'이란 영원불변의 실재라고 생각하고 있었던 것은 아니었던가? 그것이 언어 그 자신의 형식으로서 '보편'이든, 대상의 형식으로서 보편이든, 언어에 의해서 표출된다는 것은, 그때에 표시대상이 되며 표시대상으로서 생긴다는 것이기 때문에 영원불변의 존재일 수가 없다. 따라서 그것은 '보편'이 될 수 없는 것은 아닌가? 그렇다면 바르트리하리가 말하는 것과 모순하지 않는가? 이것에 관해서 그는 다음과 같이 말한다.

> 거기에 보편이 존재하지 않으면 그 어떠한 것도 생길 수가 없다. 보편은 그것 자신의 현현을 위해서 여러 원인을 발동하게 하는 것이다. 여러 보편은 영원인 혹은 영원이 아닌 여러 원인 가운데 들어가며, 그들 자신을 몇 번이고 여러 결과 가운데 어딘가에 현현하게 하는 것이다. 보편은 또한 새롭게 행해지면서 어떤 행위의 목적에 대해서도 그 달성 수단이다. 보편은 자기 자신이 의거하고 있는 대상을 있게 하기 위해 행위를 발동시키는 것이다. (동 제3권 제1장, 제25~27시절)

거기에 보편이 존재하고 있어서 존재가 생긴다고 하는 것은 어떠한 것인가? 계속 이어지는 문장에서 알 수 있는 것처럼 '생긴다'라고 하는 것은 '보편이 현현한다'라는 의미다. 여기서 '보편'이라고 말해지는 것은 물론 언어의 표시대상으로서의 보편이다. 언어의 표시대상으로서의 보편이 현현하는 것이 존재가 생기는 것이라고 바르트리하리는 말한다.

가령 "그는 항아리를 만든다"라는 문장을 살펴보자. '항아리'라는 말이 표시하는 것은 영원불변의 보편인 '항아리'다. 그것을 항아리성이라 말하는 것도 가능하다. 항아리라는 말에 의해서 항아리성이 표시될 때 항아리성은 항아리성이 의거하고 있는 항아리를 있게 하려고 '만든다'라는 행위를 발동시킨다. 또한 그 항아리성은 항아리를 만드는 것이 되는 여러 원인을 발동시키는 것이라고 말하는 것이다.

존재와 비존재의 딜레마

존재와 비존재를 현현과 미현현이라는 의미로 설명하는 방식은, 6강의 상카라의 주장에서도 본 바다. 또한 가령 항아리성이라는 영원불변의 보편이 개체인 개개의 항아리를 통해서 현현한다는 사고도 인도철학 속에서는 이상하지 않은 발상이다. 하지만 언어의 표시대상인 보편이 존재가 생기기 위한 여러 원인을 발동시킨다고 생각하는 것이 바르트리하리 언어철학의 특징이며 다른 사상가에게는 보이지 않는다. 영원불변의 언어가 현상계의 사물을 표출한다는 것을 설명하려고 한다면 도출되는 결론은 이것밖에 없을 것이다. 변화를 인정하지 않는 한, "항아리를 만든다"라든가 "항아리가 생긴다"와 같은 문장에 의해서 표현되는 사태는 '보편의 현현'이라는 것에 의해서밖에 설명할 수 없다.

보편이 현현하기 위해서는 그것이 현현하는 장으로서의 개개의 사물이 우선 존재하지 않으면 안 된다. 하지만 언어가 사물을 표출하기 위해서는 언어의 표시대상으로서의 보편이 앞서 개재해있지 않으면 안 된다. 닭이 먼저인가 알이 먼저인가와 같은 딜레마가 여기에 있다. 이것을 이해하기 위해서 바르트리하리가 생각한 것은 언어에 의해서 표시된 보편은 그것 자신이 현현하는 장으로서의 사물을 존재하게 하기 위해서 여러 원인을 발동시킨다는 것이었다. 보편으로 이루어진 세계에서는 변화는 인정되지 않는다. 거기서는 일반적인 의미에서의 '생성'은 없다. 이것을 바르트리하리는 다음과 같이 언명한다.

'생성'이라는 것은 존재가 그것 자신의 본성을 획득하는 것을 말하는 것이다. 그리고 획득되어야 할 존재가 획득되는 것은 현재 존재하고 있는 것에 의한다. 하지만 그것이 현재 존재하고 있는 것이라면 왜 그것이 생기는 것인가? 만약 그것이 현재 존재하지 않는 것이라면 어떻게 해서 그것은 생기는 것인가?(같은 책 제3권 제3장 제43시절)

'되다', '생긴다'라는 것이, 있는 것이 그것으로서의 본성을 획득하는 것이라고 한다면 그것은 이미 그것으로써 존재하지 않으면 안 된다. 하지만 이미 존재하고 있다면 어떻게 해서 새롭게 생길 필요가 있을까? 또한 그것이 존재하지 않는 것이라면 본성을 획득하는 기체가 존재하지 않는 것이기 때문에 어떻게 해서 그것이 생길 수 있는가?

항아리를 만들고서 "항아리가 완성되었다"라고 말할 수 있는 것은 언제인가? 항아리가 항아리성을 획득했을 때라고 한다면 그렇다면 항아리가 앞서 있는 것인가, 그렇지 않으면 항아리성이 앞서 있는 것인가? 항아리가 앞서 있는 것이라면 이미 항아리가 있는 것이며, 항아리성이 앞서 있는 것이라고 한다면 아직 항아리는 존재하지 않기 때문에 항아리성이 속하는 기체가 없는 것이 된다. 존재가 무엇인가로 '된다'라는 것을 본성 획득이라는 의미로 존재론 차원에서 말하려고 한다면 반드시 딜레마에 빠진다. 바르트리하리는 이 존재와 비존재의 딜레마를 해결하기 위해서 '보편의 현현'이라는 것으로 존재의 '생성'을 설명하려고 했다.

불성

　바르트리하리로부터 대략 700년 뒤, 일본에도 이 딜레마로 고민을 한 인물이 있다. 가마쿠라시대의 선승 도원(道元, 1200~1253)이다. 본 강의의 마지막에 '존재와 비존재의 딜레마'에 관해서 우리에게 비교적 가까운 문제로서 이를 고찰하기 위해 도원이 그의 저서 『정법안장正法眼藏』에서 행한 고찰을 살펴보도록 하자.

　"인간은 부처가 될 수 있는가?", "인간이 어떻게 해서 부처가 되는가?". 불교도라면 누구라도 생각해왔던 문제다. 대개 이 질문은 '불성佛性'의 존재 유무에 관해서 논해져 왔다. 요컨대 인간은 불성을 갖추었을 때 '불'이 된다. 혹은 인간에게는 불성이 본래 갖추어져 있고 그 불성이 빛날 때 인간은 부처가 된다. 혹은 또한 인간에게는 처음부터 불성이 갖추어져 있다. 그렇기에 인간은 그대로 부처다. 이와 같은 것이 자주 언급되어왔다(무엇보다도 여기서든 예는 '불성'이 아니라고 해도 좋다. '불'을 '인간'으로 환언해도 좋을 것이다).

　도원은 『정법안장』에서 불성에 관해 다양한 관점에서 논한다. 그는 때로는 "불성이 있다"라고 말하고, 또 때로는 "불성이 없다"라고 말한다. 가령 "불성은 없다고 말하며 불성은 없다는 말을 듣는다. 그것이 그대로 부처가 되는 길이라고 알려지는 것이다. 따라서 실로 불성이 없는 그때야말로 그대로 부처가 되는 때다. '불성은 없다'라고 듣지 않고 또한 '불성은 없다'라고 말해지지 않을 때는 아직 부처가 되지 않은 것이다."(『정법안장』「불성」원문은 난해해서 마쓰타니 후미오增谷文雄의 번역에 의지해 알기 쉽게 내가 바꾸었다).

　여기서 말해지고 있는 것은 "부처가 되는 것은 그 사람에게 불성이 없기 때문이다"라는 의미로서 극히 역설적이지만, 극히 논리적이기도 하다. 만약 널리 알려진 것처럼 모든 살아 있는 존재에 불성이 갖추어져 있다면 불성이 있다고 하는 것은, 즉 '불이다'라는 의미이기 때문에 모든 살아있는 존재는 처음부터 부처이며 불이 되는 것은 아니다. 요컨대 '불이 된다'라고 하는 것은 그때에는 불성은 없고, 어느 때 불성이 갖추어지기 시작하여 '불이 되는 것'이다. 하지만 도원은 다음과 같이 말한다. "불성이라는 것은 어딘가로부터 오는 것도 아니고 어딘가로

가는 것도 아니다." 불의 본래 성질인 불성이 무엇인가의 박자로 그 사람에게 갖추어지는 것도 아니라는 의미다.

여기서 알 수 있는 문제는 실로 우리가 지금까지 강의에서 몇 번이나 보았던 인중유과론과 인중무과론 사이의 해결 곤란한 난문에 해당한다는 것이다. 결국 "인간이 부처가 된다"라는 것은 원인인 인간에게 이미 결과로서의 불성이 있기 때문이라고 생각하는 입장과 "인간은 불이 된다"라고 해도 그것은 원인인 '인간'에 불성이 있기 때문이 아니라 불성이 '인간'에 새롭게 갖추어지는 순간이 있기 때문이라는 입장과의 대립이다.

이 대립은 본 강의에서 본 바와 같이 존재와 비존재, '이다'와 '되다'라는 것에 관해서 생각할 때도 반드시 생기는 문제다. 우리는 지금까지의 강의에서 오로지 인중유과론의 입장에 입각한 사상의 전개를 살펴보았지만, 강의를 마무리하는 다음 강의에서는 인중무과론의 입장에 입각한 경우의 존재론에 대해 알아보려고 한다.

10강 초월과 존재
- 바이세시카파와 니야야파

인중무과론

지금까지의 강의에서 본 바와 같이 상키야파와 베단타파는 세계의 성립을 설명하기 위해서 인중유과론을 채용하여 현상계는 근본원인(질료인)에 기원을 두고 있다고 했다. 이것에 대해서 바이세시카파는 인중무과론을 주장했다. 7강에서 상카라에 의한 인중무과론의 비판도 이미 살펴본 바가 있다. 그렇다면 바이세시카파가 주장한 인중무과론이란 실제로는 어떠한 것인가를 조금 상세하게 살펴보자. 인중무과론은 그들의 근본경전인『바이세시카·수트라』에서는 다음과 같이 간단하게 기술될 뿐이다.

복수의 실체가 모여서 다른 실체를 새롭게 만든다. 복수의 속성이 모여서 다른 속성을 만든다. (1·1·8-9)

바이세시카파는,『바이세시카·수트라』에 의하면, 세계를 구성하는 기본적인 원리(범주)로서 실체·속성·운동·보편·특수·내속(화합)의 여섯 종을 인정한다. 다만 이 수트라보다도 성립이 오래되었다고 생각되는 텍스트로서 한역밖에 남아있지 않지만,『승종십구의론勝宗十九義論』에서는 이 여섯 종 이외에 능(能, 잠세력)·무능(無能, 무잠

244

세력)·구분(倶分, 보편 또는 특수가 되는 것)·무설(無說, 비존재)이 헤아려진다.

이 가운데 실체로서는 지·수·화·풍·허공·시간·공간·아트만·의식의 아홉 개가 헤아려진다. 이들 가운데 다른 실체를 새롭게 만드는 것은 지·수·화·풍 네 개의 기본원소만이다. 지·수·화·풍의 기본원소는 물질의 극소단위인 미세한 원자(극미)로서 있을 때는 세계의 원인으로서의 실체다. 원인으로서의 그것들이 다수 모여서 눈에 보이는 조대한 형태를 취했을 때 그것들은 결과로서의 실체 즉 신체·감관·대상으로 구성되어 이 세계를 구성하는 것이 된다. 위의 수트라의 문구를 설명한다면 이러한 것이 된다.

이 설명에서 알 수 있는 바와 같이 우선 세계의 근본원인으로서 바이세시카파가 인정하는 것은 지·수·화·풍의 원자다. 거기에는 지금까지 본 바와 같이 '일자'의 모습은 없다. 이 '원인으로서의 실체'인 원자가 집적하여 새롭게 다른 '결과로서의 실체'를 만드는 것이다. 여기서는 결과는 원인 속에는 존재하지 않고 전혀 새로운 존재로서 생성된다. 원인과 결과는 전혀 다른 존재다.

이것이 바이세시카파의 인중무과론이다. 위의 인용에

서 '새롭게 만든다'라는 의미의 아-라바ā-rabha라는 동사
를 사용하고 있어서 원자의 결합·집적에 의해 세계의 성
립을 설명하려고 하는 이 설은 '아란바설'(구성설, 적집설)로
불리는 경우도 있다.

다원적 원자론

이 설을 조금 더 상세하게 살펴보도록 하자. 현상계를
구성하는 다양한 사물들은 모두 지·수·화·풍의 원자 결
합으로 생긴다. 세계 창조시의 원자의 결합·집적은 단계
적으로 다음과 같은 순서로 일어난다.

5강에서 바이세시카파가 자연법칙과 '업'의 논리를 결
합시켜 불가견력(不可見力, 업에 의해서 초래되는 잠세력)이라는
사고방식을 내세운 것으로 언급했다. 가령, 바람風의 원
자로 말하면 우선 원자에 이 불가견력에 의해서 운동이
생기고 그 운동이 두 개의 원자를 결합해 2원자체二微果
가 생긴다. 이 2원자체가 세 개 집적하여 3원자체三微果
가 만들어진다. 이 3원자체의 상태가 되어 점차 지각될
수 있는 물질로서의 바람이 된다. 바람의 원자에는 고유
의 속성으로서 가능성이 갖추어져 있고, 그것이 3원자체

의 상태가 되었을 때 지각되게 된다.

마찬가지로 흙地의 원자에는 향기가, 물水의 원자에는 차가움이, 불火의 원자에는 뜨거움이 각각 고유의 속성으로서 갖추어져 있고, 그것이 3원자체 상태에서 지각되게 된다. 이렇게 해서 원자로부터 지·수·화·풍이 생기고, 감관을 동반한 신체도 생기며, 나아가 전 세계가 생기는 것이다.

하지만 실체인 원자가 영원불변임과 마찬가지로 이들 속성도 불변이다. 원자끼리 결합했기 때문이라 해서 속성에 변함은 없다. 그것 자체가 변화하는 것이 아니라고 간주하는 것이다. 그런데 현실에는 가령 차가운 물도 불 가까이 가면 뜨겁게 된다. 어떻게 해서 세계를 구성하는 사물들에 있어서 이러한 변화가 일어나는 것인가? 인중무과론에 의하면 차가움을 속성으로 하는 물의 3원자체의 집적과 뜨거움을 속성으로 하는 불의 3원자체의 집적이 결합하여 혼합된 결과, 차가운 물이 뜨겁게 된 것이라 설명된다.

지·수·화·풍의 원자에 각각 고유 속성을 인정한다는 이 발상은 바이세시카파 독자의 이론일 것이다. 고대 인도의 원자론(유물론)에 관해서는 웃다라카·아루니의 사상 가운데 이미 맹아적으로 나타나 있는 것을, 또 아지타·케사캄발린이나 파쿠다·카차야나가 원자론을 설하고 있음을 지금까지 살펴보았다. 그들에 비하면 바이세시카파 원자론의 체계는 훨씬 완성된 것처럼 생각된다. 이와 같은 학설의 체계화는 6세기에 출현한 프라샤스타파다Praśatapāda에 의해서 행해졌다고 말하고 있다.

존재성이라는 보편

앞의 강의에서도 다루었던 '존재와 비존재의 딜레마' 문제에 관해서 바이세시카파의 입장에서 고찰해보도록 하자. 흙으로 항아리를 만드는 경우 도대체 어느 단계에서 그것을 '항아리'라 부르는 것이 가능한가? 도대체 언제 "항아리가 있다"라고 말할 수 있는가? 이것이 문제였다. 문제를 극히 추상화하면 사물이 '존재한다'라고 말할 수 있는 것은, 어느 단계부터인가 물을 수 있다. 만약 인간에게 '불성'이 갖추어져 있고, 항아리에 '항아리성'이 갖추어져 있을 때, 그것이 '불'이 되고 '항아리'가 되는 것이라면, 마찬가지로 사물이 '존재한다'라고 말할 수 있는 것은, 그것에 '존재성'이 갖추어져 있을 때라는 뜻이 되지만, 과연 그것은 바른 것일까? 여기서 논의되는 것은 이와 같은 문제다.

프라샤스타파다는 그의 저서 『범주들의 성질에 관한 정리padārtha·dharma·samgraha』에서 앞서 거론한 여섯 종의 범주 가운데 실체·속성·운동의 세 가지가 '존재성satta'이라는 보편과 결합하는 것에 의해서 '존재한다'라고 이해되게 된다고 말하고 있다(2장 3절 및 10장). 이것을 단순하게 이해한다면 '존재성'이 갖추어짐으로써 '존재'가 된다고 말하는 것이 된다. 그리고 만약 그렇다면 "아직 존재하지 않는 것이 어떻게 해서 존재성을 갖추게 되는 것일까?"라는 비판이 이 주장에 대해서 즉각적으로 제시될 것이다. 사실 상카라는 7강에서 살펴본 『브라흐마·수트라』 2·1·18에 대한 주석이 이어져서 바로 이 비판을 행했다.

실은 이 비판은 바이세시카파에 해당하지 않는다. 실체와 속성과 운동은 우리가 일상생활에서 실제로 직접 경험하여 인식하고 있는 세 개의 원리적 범주다. 그것들에 공통하여 존재하고 있는 것이 '존재성'이라는 보편이다. '존재성'이라는 보편이 항상 거기에 존재하고 있어서 그것이 '존재한다'라는 이해(관념)를 우리에게 초래하는 것이다. 우리가 그것을 '존재한다'라고 이해한 그때, '존재성'이 생길 수는 없다. 그것이 '존재한다'라는 이해(관념)를 우리에게 초래한다는 것은, 실제로 그것이 '존재한다'라는 것과 다름없다.

이처럼 바이세시카파는 철두철미, 실재론이다. 관념이 있고 언어가 있으며 개념이 있는 한 그것들이 지시하는 대상은 모두 실재하는 것이다. "보편성을 보편자로 영원불변의 외적 실재로 그럴듯하게 꾸민 사람은 …프라샤스타파다"(이즈쓰 도시히코, 『의식과 본질』)라고 말해지지만, 실로 그와 같다. 바이세시카파는 뒤에는 '비존재'조차도 거기에 관념이 있는 한 실재라고 인정하며 그것을 일곱 번째의 범주로서 부가한 것이다.

바르트리하리 사상을 설명할 때 제시한 스크린과 프로젝트의 비유를 사용한다면 바이세시카파가 생각하는 세계는 스크린만이 존재하고 거기에 비치는 모든 것이 실재다. 스크린 이외에는 아무것도 존재하지 않는다. 스크린을 산출한 브라흐만과 같은 근본원인도 없다면 인간의 의식이라는 독립한 프로젝트도 존재하지 않는 것이다.

상카라에 의한 비판

그런데 앞서 본 세계 창조시의 원자 결합·집적의 설명은, 상카라의 『브라흐마·수트라』(2·2·12)에서 바이세시카 설로서 제시한 것이다. 실은 이 설명에 대응하는 프라샤스타파다 『범주들의 성질에 관한 정리』 부분은 신화적인 양상을 띠고 있다. 같은 책에서 기술되는 범주들이 대단히 논리적이며 체계적인 것만으로 그 갭은 기묘하다. 이 문제에 관해서는 다음에 기술하는 것으로 하고, 하여튼 상카라의 논술은 반론을 위한 설명이라고 해도 간명하게 프라샤스타파다의 사고의 골자를 정확하게 제시하고 있다. 그 위에 상카라는 이 사고를 비판하는 것이다.

비판은 프라샤스타파다가 "원자에 불가견력에 의해서 운동이 생기며, 그 운동이 원자를 결합시킨다"라고 한 점으로 향하게 한다. 상카라는 (1)운동에는 무엇인가의 운동인이 필요하다는 것, (2)불가견력이 최초의 운동 동력인이라고 말하지만, 지성이 없는 불가견력이 동력인으로서 운동을 원자에 일으키게 하는 것은 있을 수 없다는 것, 이 두 가지 점을 지적하며 "세계가 창조될 때 원자에 최초의 운동은 생기지 않는다. 운동이 생기지 않기 때문에 결합도 생기지 않는다. 결합이 생기지 않기 때문에 모든 결과는 생기지 않는다"라고 그 주장을 비판한 것이다.

상카라는 세계 창조에는 지성의 어떤 동력인, 요컨대 신이 존재하는 것이 필요하다고 주장하는 셈이다. 우리는 6강에서 상카라의 불이일원론을 살펴보았지만, 거기서 주장하고 있는 것은 브라흐만의 임시적 현현으로서의 현상계 창조였다. 거기서의 최고위의 브라흐만은 질료인이었다. 따라서 여기서 상카라가 말하고 있는 '신', '지성이 있는 동력인'은 브라흐만을 직접 말하는 것이 아니다. 지금까지의 강의에서 보았던 하위의 브라흐만인 이슈바라가 여기서 말하는 동력인으로서의 '신'에 해당한다.

프라샤스타파다가 세계 창조시의 이 이슈바라에 관해서 말하는 것이 조금 전에 기묘하다고 말했던 이야기와 다름없다. 바이세시카파의 사상은 자연철학의 원자론에서 발전해왔다. 따라서 본래 '신'에 관해서 말하는 필연성은 전혀 없는 것이다. 그것만으로는 역시 아무래도 기묘하다.

이슈바라의 등장

그 이야기는 『범주들의 성질에 관한 정리』 5장에 나온다. 4장에서 지·수·화·풍의 4원소에 관해서 말한 뒤에 이 이야기가 배치되어있다. "여기서 지금부터 4원소의 창조와 소멸의 방법이 말해진다"라는 언어로 시작한다. 계속해서 6장은 나머지 실체인 허공·시간·공간·아트만·의식에 관한 설명이기 때문에 아무래도 도중에 삽입된 느낌이 드는 장이다. 5장 전체는 세 개로 나눌 수 있다. 최초의 부분에서는 세계의 소멸이 말해진다.

브라흐마(범천) 시간의 100년(브라흐마 신의 일생의 길이로서 인간 시간에서 313조 5283억 200만 년에 해당된다고 여겨진다)이 끝나고 그때 브라흐마신이 귀멸하는 것에 즈음해서 전 세계의 주인인 대 이슈바라에는 윤회에 피로한 살아있는 존재들 모두에 밤의 안식을 부여하기 위해서 소멸하고 싶다는 기분이 생긴다. 그것과 동시에 모든 아트만(개아)에 갖추어지는 신체와 감관과 [그 대상으로 되고 있는] 원소들을 만들어내는 것이다. 여러 불가견력의 활동이 정지한다. 그러자 대 이슈바라의 원망과 모든 존재들의 아트만과 원소들과의 결합에서 생긴 운동으로 신체와 감관의 원인인 원자들에 분리가 생기며, 그 분리 때문에 그것들 사이의 결합이 정지한다. 그러자 그것들은 소멸하

여 원자 상태에 이르는 것이다. 이처럼 지·수·화·풍의
원소도 실로 이 순서에 의해서 점차 앞의 존재로부터 소
멸해간다. 그 뒤 원자들은 각각 분리하여 존속한다. 아
트만도 죄과와 공덕이라는 잠세력(요컨대 업의 불가견력)을
내재하게 하여 원자들이 존속하는 것과 같은 기간 존속
한다.(『범주들의 성질에 관한 정리』5장)

다음으로 세계의 창조를 말한다.

그것으로부터 다시 살아있는 존재들을 양육하기 위해
서 [세계를] 창조하고 싶다는 기분이 대 이슈바라에게 생
긴다. 그러자 직후에 모든 아트만에 갖추어져 있는 불
가견력이 운동을 개시하고 그 덕분에 [아트만과 원자들과의]
결합이 생기고 그것에 의해서 바람의 원자들에게 운동
이 생긴다. (동)

이 뒤는 앞에서 설명한 바와 같이 조대한 바람이, 물
이, 흙이, 불이 생긴다고 하는 것을 말한다. 나아가 이 장
의 마지막 삼분의 일에서는 더한층 신화적인 이야기가
이어진다.

이처럼 네 개의 원소가 생길 때 대 이슈바라 염력만에 의해서 불의 원자들과 그것에 동반된 흙의 원자로부터 커다란 황금의 알이 만들어진다. 거기에 연꽃과 같은 4면을 가지며 전 세계의 부조인 브라흐만을 전세계와 함께 [대 이슈바라는] 산출하여 [브라흐만에] 생류를 창조할 것을 명령한다.(동)

최후의 부분은 힌두교의 신화나 전설을 전하는 '푸라나'라 불리는 텍스트 등에 보이는 우주 창조의 이야기이며 역시 원자론도 자연철학도 아니다. 이것이 과연 참으로 프라샤스타파다에 의해서 쓰인 것인가 의심이 들 정도다.

왜 이슈바라가 현현한 것인가?

하지만 이 신화적인 양상을 띤 이야기를 잘 읽어보면 과연 상카라로부터 비판에 답하는 것과 같은 서술이 되고 있음을 알 수 있다. 상카라 비판의 요점은 "지성이 없는 불가견력이 동력인으로서 운동을 원자에 일으키게 하는 것은 있을 수 없다"라고 하는 것이었다. 그것에 답하는 것처럼 프라샤스타파다는 동력인으로서의 대 이슈바라에 관해서 말하며 지성을 가진 아트만(개아)에 불가견력을 귀속시키고 있다.

물론 프라샤스타파다 쪽이 상카라보다도 200년 정도 앞의 인물이기 때문에 역사적으로는 그러한 것은 있을 수 없다. 상카라가 의도적으로 이 부분을 감추고 프라샤스타파다를 비판한 것일지도 모른다. 혹은 이 부분은 상카라로부터 비판을 받았던 뒤의 시대에 삽입된 것일지도 모른다. 그렇지만 상카라에 의한 비판은 정당한 것이다. 본래의 바이세시카파 사상에는 이슈바라의 존재는 필요 없었다. 실제 『바이세시카·수트라』에는 그 모습은 나타나지 않는다. 그러나 어느 시기 어느 단계에서 바이세시카파는 이슈바라라는 신을 그 체계 속에 도입한다. 왜일까?

이슈바라에 관해서 3강·5강·6강에서 만났다. 6강에서 이슈바라는 상카라에 의해서 하위의 브라흐만으로 위치 지어졌다. 3강에서 드라우파디의 한탄의 말속에 보였던 이슈바라는 인간의 운명을 우롱하는 압도적인 신이었다. 하지만 5강에서는 이슈바라도 업의 힘을 이길 수 없는 것으로 여겨졌다. 이와 같은 이슈바라를 둘러싼 논의는 1세기 시작 무렵부터 성하게 되었다고 생각한다. 용수는 이슈바라를 세계의 창조자라고 하는 것에 대해서 비판을 가하고 있기에 2세기에는 이미 창조신 이슈바라 이미지가 생겼을 것이다.

신의 존재 논증의 시작

마치 그 무렵에 지어진 니야야파의 『정리경正理經』에도 이슈바라에 관한 논의의 흔적이 남아있기 때문에 그것을 살펴보도록 하자(이하의 논의에서는 이슈바라를 가리켜서 '신'이라 말하는 것이다).

[주장] 신이 원인이다. 인간의 행위에는 결과를 낳지 않는 것이 있는 것이 경험되기 때문이다.

[반론] 그렇지 않다. 인간의 행위가 원인이다. 인간의 행위가 없다며 결과는 생기지 않기 때문이다.

[입론] [인간이 행위의 결과를 얻는 것은] 그것(신)에 의해서 그렇게 행위되는 것이기 때문에 [반론의 이유는] 바른 이유가 아니다. [따라서 우리들의 최초의 주장이 바른 주장이다. 그러므로 신이 원인이다.](『정리경』4·1·19-21)

노력했는데도 결과가 결실을 보지 않는 것은 도대체 누구 탓인가? 자기 자신 탓인가? 누군가가 사마邪魔를 했기 때문인가? 사마를 행한 것은 신인가, 인간인가? 혹은 너무나 곤란한 일이었음에도 점차 완성에 가까워졌다. 능수능란한 것은 누구의 덕분인가? 자기 자신이 분발했기 때문인가? 누군가가 도움을 주었기 때문인가? 도움을 준 것은 신인가, 인간인가? 위의『정리경』의 논의 배경에는 이와 같은 의문이 있다.

『정리경』에서는 계속해서 "무원인이기 때문에 존재는 생긴다"(4·1·22)라는 설이 제시되고 있다. 3강에서 이미 본 무인설이다. 이것도 함께 생각하면 여기에는 이슈바라설, 업(카르마, 자기의 행위의 결과는 자기가 받는다)설, 그리고 무인설(결정론)이 나란히 하게 된다. 그 위에 여기서는 이슈바라설을 지지하는 입증이 행해지는 것이다.

『정리경』에는 바츠야야나(Vatsyayana, 5세기)에 의한『정리주해正理註解』가 있다. 게다가 이『정리주해』에 대해서는 웃도타카라(6세기 후반)의 주석인『정리평석』이 있다. 나아가 그것에는 바차스파티미슈라(Vcaspatimiśra, 10세기)의『정리평석주正理評釋注』가 있고, 나아가서는 우다야나(Udayana, 11세기)의『정리평석주해명正理評釋注解明』이 있다. 시대를 따라가면서 계속해서 기술했던 이들 주석을 읽어보면, 인도 사상사에 있어 신 관념의 변천을 읽을 수 있을지도 모른다. 이제부터 그 주석의 요점을 따라가 보도록 하자.

신의 도움

우선 『정리주해』다.

이 세상 속에서 필사적으로 노력하는 사람이 반드시 항상 그 사람의 필사적인 노력의 결과를 받는 것은 아니다. 그러므로 다음과 같이 추론된다. [그 사람의] 행위 결과 향유는 누군가가 다른 사람에 의존하고 있는 것이라고. 그것이 의존하고 있는 그 존재가 신이다. 그런 까닭에 "신이 원인이다."[19] [질문] 만약 결과의 생성이 신에 의존하는 것이라면 인간은 필사적으로 노력하지 않아도 결과가 초래되는 것이다. [답] 신은 인간의 행위를 돕는 것이다. 결과를 위해서 노력하고 있는 인간에 대해서 신은 결과를 성취하게 하는 것이다. 신이 성취하지 않으면 인간의 행위 결과는 존재하지 않는다. 그러므로 "신에 의해서 그렇게 행위를 하게 된 것이기 때문이다."(21). "인간의 행위가 없다면 결과는 생기지 않기 때문이다."(20)는, '바른 이유가 아닌'(21) 것이다. (『정리경』 4·19-21에 대한『정리주해』)

인간이 행위를 하게 하는 것은 신이다. 그것은 곧 "신은 인간의 행위를 돕는다"라는 것이라고 바츠야야나는 말한다. 하지만 이 "신은 인간의 행위를 돕는다"라는 표현은 미묘하다. '돕는다anugraha'라는 말은 '방해vigraha'라는 말과 대비되어『마하바라타』에도 표현되는 말이며, 오랜 용례에서는 신에 한정하여 사용되지 않고 '벗의 원조', '적의 방해'라는 식으로 사용되고 있다.

그렇지만 뒤의 베단타 사상에 이르게 되면 '아누그라하'는 오로지 '신의 가호'나 '은혜', '은총'의 의미를 표시하며, 이것에 대해서 '비그라하'는 '신에 의한 처벌'의 의미이며, '인간에게 부여되어 해탈하지 못하게 만드는 것'을 의미하게 된다. 불교에서 '섭수攝受'와 '절복折伏'의 상대 개념도 이것이 발전한 것이다.

어쨌든, 무엇인가의 결과를 수용한 자가 '~의 덕분에…'라고 말하는 경우 좋은 결과가 벌어졌을 때는 그것을 '아누그라하'라고 생각하며, 좋지 않은 결과가 발생했을 때는 그것을 '비그라하'라고 말하는 것이다. 원래는 일반적으로 사용했던 이 낱말이 오로지 신에 대해서만 사용되어 베단타 사상에서는 특히 그것이 신의 힘으로서 강조되었다.

『정리주해』로 되돌아가면, 여기서 '신의 조력'은 '아누그라하'가 신과 결합하여 사용된 비교적 이른 예라고 할 수 있다. 따라서 뒤의 시대에 보이는 신의 은총과 같은 강한 관념은 아직 없다고 생각된다. 혹은 그와 같은 관념이 자라면서 어떤 단계에 있다고 말해야만 할 것이다. 결국 인간 행위의 결과에 대해서 전면적인 책임을 지고 있는 절대적 인격신의 모습은 여기에는 아직 없으며 무엇이든 의뢰하지 않는 신의 모습처럼 생각할 수 있다.

인간은 행위를 하면 그 행위의 결과를 반드시 스스로 받지 않으면 안 된다. 이 유무를 말하지 않는 기계적인 인과응보가 '업(카르마)의 이법'이다. 5강에서 본 바와 같이 이 이법 이전에는 "신의 힘은 업의 힘을 이기지 못한다"라는 것이 실정이었다. 하지만 바츠야야나는 거기서 신의 조력이 작동한다는 것을 인정하기 시작했다.

신은 동력인이다

이 점에 관해서 이 『정리주해』에 나아가 주석을 붙인 웃도타카라는 조금 더 명확하게 언명한다.

[인간의] 행위(업)에 무관심한 신이 [세계의] 원인이라고 우리는 말하지 않는다. 그렇지 않고 신은 인간의 행위를 조력하는 것이다. [질문] 조력이란 어떠한 의미인가? [답변] [신은] 그 사람의 행위가 과보로 마치 성숙하는(결과로서 생기는) 그때에 그것(행위의 결과)을 바르게 사실에 근거하여 배분한다는 것이다. 신은 원인(질료인)이며 인간의 행위에는 무관심이라는 것 등으로 생각하는 자는 결코 해탈할 수 없게 된다. 그러나 신은 [인간의] 행위에 관심을 가진다고 생각한다면 그자는 그와 같은 것이 되지 않는다. (같은 책에 대한 『정리평석』)

신이 업(카르마)의 활동에 대해서 공평한 배분을 보증하는 정의로서 활동한다는 것이 '조력'의 의미라는 것이다. '바르게 사실에 근거하여'라는 것이 신의 지적인 판단이기 때문에 웃도타카라의 사고에서는 명확하게 신은 '업의 이법'에 개입하고 있다.

하지만 업의 활동을 전적으로 무효로 하려고 하는 것도 아니다. 행위를 하고 그 결과를 자신이 받는 것이 인간이라는 점을 인정한 위에 인간 행위를 조력하는 것이 신이라고 말하는 것이다. 웃도타카라는 계속해서 다음과 같이 말한다.

'[신에 의해서] 그렇게 행위하게 된 것이기 때문'(『정리경』21)이라고 이렇게 말하는 것에 의해 신은 동력인(動力因)이라는 것은 인정되고 있다. … 신이 동력인이라면 세계의 직접적인 질료인은 무엇인가? 지 등(지·수·화·풍)의 가장 미세한 실체인 원자(parama·aṇu)라고 불리는 것이다. (동)

이 뒤 웃도타카라는 "무엇이 동력인가에 관해서는 다양하게 다른 견해가 성립되고 있다. 어떤 자는 '시간'을 말하고, 어떤 자는 '신(이슈바라)'을 말하고, 어떤 자는 '프라크리티'를 말한다. 이와 같은 다른 견해 가운데 어느 게 바른가? '신'이야말로 바르다. 왜냐하면 그 경우에 한해서는 바른 인식이 완전하게 활동하기 때문이다"라고 말한 위에 주석으로서는 이례적인 장문의 문장으로 '동력인론'을 전개한다.

논의를 소개할 여유는 여기에는 없지만 '시간'에 관해서도 '프라크리티'에 관해서도 우리는 이미 살펴보았던 바이며, 그것들이 동력인 혹은 원인으로서 논해져야 할 자격이 있다고 하는 것은 이해할 수 있을 것이다.

신력과 업력의 상호 투쟁

웃도타카라는 끝으로 "신이 원인(동력인)이라는 이 주장에 관해서는 성전에도 설해져 있다"라고 하여 다음 두 개의 시절 인용으로 장대한 주석을 마친다.

이러한 인간이라는 존재는 무지이며, 자기 자신의 행도 불행도 자기 자신은 어떠한 것도 할 수 없다. 이슈바라에 쫓겨서 천국으로 또한 지옥으로 가지 않으면 안 된다.(『마하바라타』3·31·27)

저 신이 깨어나면, 이 세계가 활동한다. 안심하고 잠을 자면 일체도 잠을 잔다.(『마누법전』1·52)

첫 번째 시절을 여러분은 기억하고 있을 것이다. 그것

은 앞의 3강에서 본 신의 횡포에 고통을 당한 드라우파디의 한탄의 말이다. 거기서는 이 시절은 변덕스러운 신의 일을 비난하는 말이었다. 그 언어를 웃도타카라는 신이 모든 것의 동력인이라는 것을 말하는 언어로 인용하고 있다.

요컨대 여기서 보았던 『정리경』에 근거한 니야야파 입장이라면 이 시절은 신의 횡포를 한탄하는 언어가 아니라 신이 인간의 행위를 고려하여 공평 정당한 결과를 배분하는 절대적인 힘을 가진 것이라는 것을 말하는 성전의 언어로서 제시되고 있다.

드라우파디는 압도적인 신의 힘을 한탄했다. 한편 "신의 힘도 업의 힘을 이기지 못한다"라고 하는 것은 업의 힘 앞에서는 신의 힘도 미치지 못한다는 것을 말하는 것이었다. 그리고 지금 우리는 신의 힘이 업의 힘에 개입하여 그것을 제어하는 것처럼 활동하는 모습을 보고 있다.

원래 창조신의 존재와도 업의 이법과도 관계가 없는 자연학의 바이세시카파나 논리학의 니야야파의 사상 가운데 신이 등장한 이유는 아마도 여기에 있을 것이다. 앞서 언급한 바와 같이 업의 활동을 '불가견력'으로서 체계 내에 도입하지 않으면 안 되었던 그들은 '신의 힘'을 그것과 대항하는 힘으로 받아들였다.

시대가 내려와서 바차스파티미슈라는 신의 자비에 관해서 길게 주석하고, 우다야나는 본격적인 신의 존재 논증을 『논리의 화방Nyāya-Kusumanjali』에서 행한다. 그것들을 논하면 뛰어난 책 한 권이 될 것이다. 인도철학 가운데 형이상학, 그것도 '존재'의 문제를 다룬다고 선언하여 진행해왔던 강의였지만 이렇게 해서 보면 '신'과 '업'의 문제가 항상 늘 따라다닌다는 사실을 알 수 있다. 그렇지만 존재론이 가장 근원적인 존재자를 묻는 것이라면 그것도 당연하다. 인도철학에서는 신은 만약 존재한다면 세계의 창조자로서 존재의 기초를 닦는 것이며, 업은 임시로 있는 것이지만 세계를 움직이는 근본원리이기 때문이다.

이상으로 존재를 둘러싼 인도철학의 강의를 마친다.

후기

지금 이렇게 해서 모두 10회의 강의를 마치고 나서 보니 강의실에서 지금까지 행한 실제의 강의와 비교하여 훨씬 잘 할 수 있었던 것은 아닌가 하고 생각합니다. 처음에 말한 바와 같이 이 신서新書를 인도철학 개설로 하려고 한 것은 아니었습니다. 그렇지만 모두 10회의 강의로서 주제를 함께 보았을 때는 어느 정도까지 개론 서술이 되는 것은 멈출 수 없다고 생각했습니다. 다만 그 경우에도 인도적인 사고의 문맥에 따라서 논의를 전개하고 각 강의가 연계되었으면 했습니다. 거기서 이것도 처음에 말한 바와 같이 주제를 선택하는 데 있어서는 자이나교의 텍스트인『관점차륜』을 참조하였습니다.

『관점차륜』의 무엇을 참조했는가를 묻는다면 사상을 다루는 방법입니다.『관점차륜』이라는 텍스트 내용은 실제로는 이 강의에서는 거의 사용하지 않았습니다. 강의의 전반 특히 3, 4, 5강 정도에서 겨우 그 그림자가 보일 정도입니다. 나는『관점차륜』에서 배우고, 이 강의에 실제로 활용한 것은 사상을 다룸에 있어 사고방식을 바꾸어가는 방법입니다. 혹은 '겹치지 않도록 제쳐두기'라고 말하는 편이 좋을지도 모릅니다. 요컨대 어느 구조 가운데 말해진 사항을 다음으로 다른 관점에서 재검토하며, 겹치지 않도록 비켜서 본다는 것을 연쇄적으로 반복해가는 방법입니다. 앞의 강의에서 기술한 주제를 다음의 강의에서는 다른 관점에서 재검토해봅니다. 그것을 연속적으로 지속한다는 방법입니다. 이것이 예상외로 잘 되어갔던 것이 아닌가 하고 생각해봅니다.

물론 그와 같이 어떤 종류의 연속성을 구한 결과로서 빠져버린 주제도 많이 있습니다. 처음에도 언급한 바와 같이 이 책에서는 존재에 관한 철학적인 질문을 다루었습니다. 그 결과 '바른 삶의 방법'의 문제 요컨대 윤리의 문제, 인도적으로 말하면 다르마에 관한 문제는 거의 논해지지 못했습니다.

실은 인도철학에서 나의 전문은 인식론과 논리학 그리고 언어철학입니다. 언어철학에 관해서는 이 책에서도 바르트리하리 사상을 논할 수 있었습니다만, 인식론과 논리학에 관해서는 조금밖에 언급하지 못했습니다.

또한 최근의 내 관심은 주제로서는 '의식'의 문제에 집중하고 있습니다. 학파로서는 자이나교입니다. 특히 자이나교 철학자에 의해서 전개된 지각론과 그에 의한 불교의 지각론에 대한 비판이 지금 내 연구 중심이 되고 있습니다. 이러한 여러 문제에 관해서는 이 책에서는 전혀 언급하지 않았습니다. 올해 대학에서 정년을 맞이했지만 이 책에서는 다루기 어려웠던 이들 문제에 관해서는 앞으로 고찰을 계속해보고 싶다고 생각하고 있기에 언젠가 따로 다룰 기회도 있으리라 생각합니다.

논하고 남은 문제도 포함하여 더욱이 깊고 혹은 넓게 알고 싶고 고찰하고 싶다고 생각하시는 모든 분들을 위해서 각 강의에서 논한 화제와 관련한 문헌의 안내를 이 책 뒷 부분에 붙여두었습니다.

신서 편집부의 스기타 모리야스杉田守康 선생님에게는 이번에도 또한 폐를 끼쳤습니다. 편집자로서 또한 각 강의 최초 독자로서 많은 귀중한 시사를 해주시고, 애매하게밖에 생각하지 못했던 것에 관해서 예리한 질문도 해주셨습니다. 페이스메이커로서 이끌어주신 것에 대해서도 감사드립니다. 또한 교열을 담당하고 계신 분들에게도 감사를 드립니다. 생각지도 못한 부주의를 깨닫게 해주셨습니다. 여러분들 덕분에 하나의 단락을 마무리하는 시기에 필생의 과제인 '인도철학'에 관한 신서를 쓸 수 있었습니다. 마음으로 예를 올립니다.

2018년 2월

아카마쓰 아키히토

독서 안내

이 책을 집필하면서 인용한다든지 참고한다든지 한 문헌과 함께 더 나아가 배우고 싶어 하는 분들을 위한 문헌을 소개해 드리겠습니다. 그 중에는 절판이나 품절된 것도 있습니다만 고서로 비교적 쉽게 살 수 있는 것도 많이 있습니다.

강의를 시작하기 전에

인도철학사의 개론으로서는 나카무라 하지메中村元, 『인도사상사印度思想史』(제2판, 岩波全書 213, 岩波書店, 1968)이나, 가네쿠라 엔죠金倉圓照, 『인도철학사インド哲學史』(平樂社書店, 1962)가 있습니다. 또한 하야시마 쿄쇼早島鏡正 외, 『인도사상사インド思想史』(東京大學出版會, 1982)이나 J. 곤다, 『인도사상사インド思想史』(鎧淳 옮김, 富山房, 1981, 中公文庫, 1990, 岩波文庫, 2002)는 원전으로부터의 인용을 교차하면서 소략하게 인도철학의 여러 주제인 사적 전개에 관해서 기술하고 있습니다. 또한 주제별 개론으로서 무라카미 신간村上眞完, 『인도철학개론インド哲學概論』(平樂社書店, 1991)이 있습니다. 게다가 「자기와 우주의 동일성의 경험」의 문제에 주제를 교직하여 철학사적으로 깊게 천착한 것이 다치카와 무사시立川武藏, 『처음 만나는 인도철학はじめてのインド哲學』(講談社現代新書, 1992)입니다.

또한 인도철학 각 파의 원전으로부터 가장 중요한 것을 선택하여 신뢰할 수 있는 것으로 발췌 번역을 제시한, 나가오 가진長尾雅人 책임편집, 『세계의 명저 1-바라문교전 원시불전世界の名著 1 バラモン教典 原始佛典』(中央公論社, 1969, 1979)이 있습니다. 이 책의 논술에 즈음해서도 자주 이것을 참조했습니다. 또한 인도 사상 전반을 사상사적 관점과 주제

별 관점의 양쪽으로부터 전문적으로 논한 논고를 모은 것으로서 『이와나미강좌 동양사상岩波講座 東洋思想』의 제5·6·7권(이상 인도 사상), 제8·9·10권(이상 인도불교)가 있습니다. 또한 독일어이지만 인도철학사의 명저로서 정평이 있는 것이 빈대학의 교수인 프라우발너의 다음 저서입니다. Erich Frauwallner, *Geschichte der indischen Philosophie*(2권본, 잘츠부르크, 1953, 1956)

'바른 삶의 방식'(다르마)에 관해서는 다음과 같은 책이 있습니다. 와다세 노부유키渡瀨信之 옮김, 『산스크리트 원전 전역 마누법전サンスクリット原典全譯 マヌ法典』(中央文庫, 1991, 平凡社東洋文庫, 2013). 혹은 다나베 시게코田邊繁子 옮김, 『마누법전マヌの法典』(岩波文庫, 1953). 또한 와다세 노부유키渡瀨信之, 『마누법전-힌두교 세계의 원형マヌ法典-ヒドゥ敎世界の原型』(中公新書, 1990)을 참고했습니다.

1강

베다와 우파니샤드에 관해서는 우선 원전 번역으로서 쓰지 나오시로辻直四郞 옮김, 『리그베다 찬가リグ·ヴェ-ダ讚歌』(岩波文庫, 1970), 쓰지 나오시로, 『아타르바베다 찬가-고대인도의 주법アタルヴァヴェ-ダ讚歌-古代インドの呪法』(岩波文庫, 1979), 이와모토 유다카岩本裕 옮김, 『원전번역 우파니샤드原典譯 ウパニシャッド』(ちくま學藝文庫, 2013, 『세계고전문학전집世界古典文學全集』3, 1968 수록본 문고본으로 재간행), 핫토리 마사아키服部正明 옮김, 『우파니샤드ウパニシャッド』(『세계의 명저 1』수록) 등이 있습니다. 또한 개설로서는 핫토리 마사아키, 『고대 인도의 신비사상-초기 우파니샤드의 세계古代インドの神秘思想-初期ウパニシャッドの世界』(講談社學術文庫, 2005, 講談社現代新書, 1979의 재판), 마츠나미 요시히로松濤誠達, 『인류의 지적 유산 2 우파니샤드의 철인人類の知的遺産2ウパニシャッドの哲人』(講談社, 1980), 하리카이 쿠니오針貝邦生, 『베다에서 우파니샤드ヴェ-ダからウパニシャッド』(清水書院, 2000), 마에다 에가쿠前田惠學, 『인도사상입문-베다와 우파니샤드インド思想入門-ヴェ-ダとウパニシャッド』(春秋社, 2016) 등이 있습니다. 카미무라 가즈히코, 미야모토 게이이치上村勝彦, 宮元啓一 편집, 『인도의 꿈 인도의 사랑-산스크리트 앤솔로지インドの夢インドの愛-サンスクリット アンソロジ-』(岩波新書, 1994)에도 원전 번역이 수록되어있습니다. 나아가 일반인을 위한 학술서이면서 학문적 수준이 높은 것으로서는, 쓰지 나오시로辻直四郎, 『인도문명의 서광-베다어와 우파니샤드インド文明の曙-ヴェ-ダとウパニシャッド』(岩波新書, 1967)와 같은 『우파니샤드ウパニシャッド』(講談社學術文庫, 1990, 1942에 라디오 신서의 1책으로서 일본방송출판협회日本放送出版協會에서 출판된 것의 개정증보판)가 있습니다. 후자에는 6장의 전체 번역이 수록되어있습니다.

구미어로 된 베다나 우파니샤드의 번역연구에는 뛰어난 것이 많이 있습니다만 여기서는 다음 두 가지만을 거론해두고자 합니다. 하나는 3강 본문 중에서도 그 이름을 거론하고 있는 폴 도이센 것이며 독일어의 원서는 1897년에 출판되었습니다. Paul Deussen, *Sixty Upanisads of the Veda. translated from German by V. M. Bedekar and G. B. Palsule*(Deli, 1980). 또 하나는 비교적 새로운 것으로 Patrick Olivelle, *The Early Upanisads: annoted text and translation*(newyork, 1998년)입니다.

'철학의 시작'에 관해서는 노다 마다오野田又夫, 『세 개의 철학 전통哲學の三つの傳統 他十二篇』(岩波文庫, 2013)을 참조했습니다.

2강

6인의 사상가('육사외도六師外道')들에 관해서 기술하는 『사문과경沙門果經』에 관해서는 나가오 가진長尾雅人 옮김, 「출가의 공덕(사문과경)出家の功德(沙門果經)」(『세계의 명저』1에 수록)을 참조했습니다. 붓다나 마하비라가 활동한 시기 사상 상황에 관해서 알기 위해서는 나카무라 하지메中村元, 『나카무라 하지메 선집[결정판] 제10권 사상의 자유와 자이나교中村元選集 [결정판] 第10卷 思想の自由とジャイナ教』(春秋社, 1991)나 야마자키 모리치山崎守一, 『사문 붓다의 성립-원시불교와 자이나교의 사이沙門 ブッダの成立-原始佛敎とジャイナ敎の間』(大藏出版, 2010)를 참조하였습니다. 초기

의 자이나교의 성전에 관해서는 Herman Jacobi, *Jaina Sūtra, Translation of the Uttarādhyayana Sūtra and the Sūtrakṛtāṅga Sūtra*(동방선전총서 45, 1895)을 참조했습니다.

차르바카 사상을 본격적으로 다룬 것으로서는 나마이 치소生井智紹,『윤회의 논증-불교논리학파에 의한 유물론비판輪廻の論證-佛教論理學派による唯物論批判』(東方出版, 1996)이 있습니다. 또한 자야라시 회의론과 그의 저서『타트바 우파푸라바 싱하』에 관해서는 가네쿠라 엔죠金倉圓照,『인도의 자연철학インドの自然哲學』(平樂社書店, 1971)「인도유물론의 신자료와 불교インド唯物論の新資料と佛教」로서 그 개요가 소개되어있습니다. 이 책에서 사용한 텍스트와 참조한 영역은 다음과 같습니다. Eli Franco, *Perception, Knowledge and Disbelief: A Study of Jayarāśi's Sceptism*(1987, 제2판, 1994).

여기서 인도 인식론과 논리학에 관해서는 입문서인 책도 소개해드리면 다음과 같습니다. 무엇보다도 적절한 입문서는 목샤카라굽타,『논리의 말씀論理のことば』(카지야마 유이치梶山雄一 옮김, 中公文庫, 1975)입니다. 이것은 11세기 무렵 인도에서 저술된 최후의 불교논리학서『타르카바샤』원전 번역입니다. 짧은 글이지만, 불교뿐만 아니라 인도철학사 속에서 인식론과 논리학이 어떠한 문제군에 의해서 구성되고 어떠한 구조를 갖는 것이었던가를 이해할 수 있습니다. 같은 것은『세계의 명저 2-대승불교世界の名著 2 大乘佛教』(中央公論社, 1967, 중공Box, 1978)에도 수록되어있습니다. 또한 여기서는 상세한 주석이 붙은 영어판이 있습니다. Yuichi Kajiyama, "An Introduction to Buddhist Philosophy: An Annotated Translation of the Tarkabhāṣā"(『교토대학문학부연구기요京都大學文學部研究紀要』10 수록, 1966). 교토대학학술정보 저장소인 KURENAL, http://hdl.handle.net/2433/72933에서 다운로드할 수 있습니다. 또한 마츠오키 카이松尾義海,『인도논리학의 구조印度論理學の構造』(秋田屋, 1948, 개정증보판, 1984)는 이것도『타르카·바샤』라는 원전의 번역연구입니다. 이쪽은 니야야파와 바이세시카파가 통합한 뒤 16세

기 케샤바라미슈라가 저술한 것입니다. 고전 니야야파의 논리학에서 발전한 것입니다. 인도논리학 전체의 구조를 알 수가 있습니다. 이 밖에도 『시리즈 대승불교9 인식론과 논리학series大乘佛敎9 認識論と論理學』(春秋社, 2012) 등에 수록된 논문들이 있습니다.

3강

『슈베타슈바타라·우파니샤드』 1장에 관해서는 다음의 논문을 참고했습니다. Thomas Oberlies, "Die Śvetāśvatara-Upaniṣad: Einleutung-Edition und Übersetzung von Adhyāya I"(WZKS, 39,1995년, 61-102항).

막칼리·고살라 사상과 결정론에 관해서는 와다나베 켄지渡邊研二, 『자이나교 비소유·비폭력·비살생-그 교의와 실생활ジャイナ敎 非所有·非暴力·非殺生-その敎義と實生活』(論創社, 2005)에 비교적 상세하게 소개되고 있습니다. 이 책은 자이나교 성전 교의 교단에 관한 입문서로서도 뛰어난 것입니다.

『마하바라타』에 관해서는 카미무라 카츠히코上村勝彦 옮김, 『원전역 마하바라타原典譯 マハ-バ-ラタ』 1-8(ちくま學藝文庫, 2002~2006)이 있습니다. 유감스럽게도 역자께서 갑작스럽게 돌아가셨기 때문에 미완으로 끝나버렸습니다만, '드라우파디의 비판'은 그 전체가 제3권에 번역되어 있습니다. 또한 루돌프 오토, 『인도의 신과 인간インドの神と人』(立川武藏·希代子 옮김, 人文書院, 1988)에는 보설로서 '숨겨진 신과 헌신의 신'이라는, 이 '드라우파디의 비탄'을 다룬 논고를 수록하고 있습니다. 아슈바고샤, 『붓다의 생애ブッダの生涯』에는 하라 미노루原實 옮김, 『대승불전 13 붓다차리타(불타의 생애)大乘佛典 13 ブッダ チャリタ(佛陀の生涯)』(中央公論社, 1974, 中公文庫, 2004)과 카지야마 유이치 외梶山雄一 外 펴냄, 『원시불전 10 붓다차리타原始佛典 10 ブッダ チャリタ』(講談社, 1985)이 있습니다.

시간론은 인도철학의 중요한 주제의 하나이지만, 근원으로서 '시간'의 관념 이외에 관해서는 이 책에서 논할 수가 없었습니다. 바이세시카

파는 시간을 실체의 하나로 헤아리고 공간과 함께 논하고 용수는 공의 입장에서 그 존재를 부정하고 있습니다. 용수의 『중론송中論頌』에 관해서는 카츠라 쇼류·고시마 기요타카桂紹隆·五島清隆, 『용수 '근본중송'을 읽다龍樹'根本中訟'を讀む』(春秋社, 2016)를 들 수 있습니다. 이것에는 신뢰할 수 있는 원전의 번역과 함께 최신의 연구 성과가 기술되고 있습니다. 시간론은 19장 '시간의 고찰'입니다. 이 책에서 본 '시간'설의 시절은 19장 제5시절에 대한 찬드라키르티의 주석, 『청정한 말씀(프라산나파다)明らかなことば(プラサンナ パダ-)』 속에 인용되어있습니다.

『수베타슈바타라·우파니샤드』 1장에 관해서는 다음의 논문을 참조했습니다. Thomas Oberlies, "Die Śvetāśvatara-Upaniṣad: Einleutung-Edition und Übersetzung von Adhyāya I"(WZKS, 39, 1995년, 61-102항).

4강

『상키야송』의 번역으로서는 핫토리 마사아키服部正明 옮김, 『고전 상키야 체계개설古典サーンキヤ體系概說』(『세계의 명저』 1 수록) 또한 가우타파다주의 역과 해설을 가한 것으로서 미야모토 케이이치宮元啓一, 『인도의 이원론철학을 읽다-이슈바라크리슈나 '상키야·카리카'印度の二元論哲學を讀む-イ-シュヴァラクリシコナ 'サ-キヤ·カ-リカ-'』(春秋社, 2008)가 있습니다. 상키야의 철학 체계의 전체는 무라카미 신간村上眞完, 『상키야의 철학-인도의 이원론サーンキヤの哲學-インドの二元論』(平樂社書店, 1982)에 의해서 알 수가 있습니다. 『육티 디피카(도리의 정명)』에 관해서는 텍스트는 Yuktidīpikā: *The Most Significant Commentary on the Sāṃkhyakārikā. Critically edited by Albrecht Wezler and Shujun Motege*(제1권, 슈트트가르트, 1998)을 참조했습니다. 또한 모테기 슈준茂本秀淳, 「아비바가드바이슈바루피야스야(SK15)를 둘러싸고 avibhāgādvaiśvarūpyasya(SK15)をめぐって」(『인도학불교학연구印度學佛教學研究』 제43권 제1호 소수, 1994)를 참조했습니다.

『바가바드·기타』의 번역은 카미무라 카쓰히코上村勝彦 옮김, 『바가

바드·기타バガヴァッド ギ-タ-』(岩波文庫, 1992) 등이 있습니다. 또한『바가바드·기타』의 성립 내용, 문화사적인 사건에 관해서는 아카마쓰 아키히토赤松明彦,『바가바드기타-신은 인간의 고뇌를 이해할 수 있는가?バガヴァッド ギ-タ-ʼ神に人の苦悩は理解できるのか?』(서물탄생書物誕生-새로운 고전입문, 岩波書店, 2008)를 참고했습니다.

　고전 요가의 체계에 관해서는 이 책에서는 상세하게 기술할 수가 없었습니다. 다음 두 권의 책은 모두 종교학자의 손으로 된 것이지만, 일반인에게도 가까이하기 쉽게 기술된 뛰어난 책입니다. 미르챠 엘리아데,『요가ヨ-ガ』1·2(엘리아데 저작집 제9·10권 다치카와 무사시立川武藏 옮김, せりか書房, 1975). 그리고 엘리아데가 인도에서 요가를 배웠을 때의 스승인 다스굽타의 다음과 같은 책도 요가를 인도철학 종교 전체의 체계 가운데 이해하기 위한 좋은 책입니다. S. N. 다스굽타,『요가와 힌두 신비주의ヨ-ガとヒンドゥ-神秘主義』(다카시마 준高島淳 옮김, せりか書房, 1979).

5강

　임제종의 스님인 무주에 의해서 편찬된『사석집沙石集』은 1279년에 기필되고 1283년에 완성되었습니다만, 그 뒤도 무주 자신에 의해서 가필 수정되었기 때문에 전본에는 이본이 많이 있습니다. 이 책에서는 본문을 일본고전문학대계본의『사석집』(渡邊網也校注, 岩波書店, 1966)에 따랐습니다.

　팔리어의『자타카』번역으로서는 나카무라 하지메中村元 감수監修·보주補註,『자타카 전집ジャ-タカ全集』(전10권, 春秋社, 1982~1991)이 있습니다. 그 가운데 제528화 '마하보디 전세이야기'는 카타야마 카즈요시片山一良가 옮긴 것으로 제8권에 수록되어 있습니다. 또한 아리야·슈라『자타카·마라』의 번역에는 히카타 류쇼·다카하라 신이치干潟龍祥·高原信一,『자타카·마라ジャ-タカ·マ-ラ』(講談社, 1990)가 있고 해당 이야기는 제23장 '대보리본생大菩提本生(출가행자본생出家行者本生)'에 있습니다. 또한 후기 불교에서 '무인설無因說' 비판의 전개에 관해서는, 나마이 치소生

井智紹, 제IV장 「'무인설'과 '연기설'-후기불교의 인과론과 무인론비판 無因說'と'緣起說'-後期佛教の因果論と無因論批判」(『윤회의 논증輪廻の論證』에 수록)에서 논해져 있습니다.

베다의 제식 행위에 관한 관념으로서 이 책에서는 제식과 보시의 효력이라는 원리로 언급하였지만, 이 원리는 사카모토 준코阪本後藤純子 「iṣṭā-pūtrá '제식과 보시의 효력'과 내세iṣṭā-pūtrá '祭式と布施の效力'と來世」(이마니시 준기치 교수 환력기념논문집今西順吉教授還暦記念論文集, 『인도사상과 불교インド思想と佛教文化』 소수, 1996)에 상세하게 명쾌하게 기술되어있습니다. 「윤회와 업輪廻と業」을 둘러싼 관념의 전개에 관해서는, 이카리 야스케井狩彌介, 「윤회와 업輪廻と業」(『이와나미강좌 동양사상岩波講座 東洋思想 제6권 인도사상インド思想 2』 소수, 1988)이나, 고토 토시후미後騰敏文, 「업과 윤회業と輪廻」『인도철학불교학印度哲學佛教學』(제24호 소수, 2009)이 주제적으로 논하고 있습니다. 이 책에서 이 주제에 관해서 특히 참조한 것은 뛰어난 철학자인 할프파스의 두 개의 논문입니다. Wihelm Halbfass, "Competing Causalities: Karma, Vedic Rituals, and the Natural World"(*Traditin and Reflection* 소수, Newyork, 1991) 및 *Karma und Wiedergeburt im indischen Denken*(Münhen, 2009).

6강

『브라흐마·수트라』와 그것에 대한 상카라 주에 관해서는 그 전역으로서 가네쿠라 엔죠金倉圓照, 『상카라의 철학-브라흐마·수트라석론의 전역シャンカラの哲学-ブラフマ·ス·トラ釋論の全譯』(상·하, 春秋社, 1980·1984)이 있습니다. 또한 이 책에서 논한 부분에 관해서는 핫토리 마사아키服部正明 옮김, 「불이일원론-브라흐마·수트라에 대한 상카라의 주해不二一元論-ブラフマ·ス·トラに對するシャンカラの註解 2·1·14, 18」『세계의 명저』를 참조했습니다.

상카라의 사상에 관해서는 상카라, 『우파디샤·사스트리-진리의 자기 탐구ウパデ-シャ·サ·ハスリ-眞理の自己の探究』(마에다 에가쿠前田惠學 옮김, 平

樂社書店, 1980)가 적절한 입문적 원전입니다. 또한 마에다 에가쿠, 『베단타의 철학-상카라를 중심으로ヵェ-ダ-イタの哲學-シャンカホを中心として』(平樂社書店, 1980), 시마이 와오島岩, 『상카라シャンカホ』(淸水書院, 2002, 신장판新粧版, 2015)가 있습니다. 또한 앞서 3강 독서 안내에서 종교학자 루돌프 오토의 이름을 제출하였습니다만 그에게는 『서와 동의 신비주의-에크하르트와 상카라西と東の神秘主義-エックハルトとシャンカラ』(花園聰麿/日野紹運/J. 하이잭 옮김, 人文書院, 1993)라는 저작이 있습니다. 원저는 1926년에 출판되었습니다. 비교종교학으로써 상카라 철학에 대한 고도의 이해를 제시하고 있습니다.

7강

세친, 『구사론俱舍論』에 관해서는 이 책에서 다룬 제5장 「수면품睡眠品」에는 번역연구로서 다음의 두 가지가 있습니다. 오다니 노부치요·혼조 요시후미小谷信千代·本庄良文, 『구사론의 원전연구 수면품俱舍論の原典研究 睡眠品』(大藏出版, 2007), 아키모토 마사루秋本勝, 『불교실재론의 연구-삼세실유설 논쟁佛敎實在論の硏究-三世實有說論爭』(상, 山喜房佛書林, 2016). 후자에는 원전의 텍스트도 수록되어있습니다.

공해空海의 원전에 관해서는 미야사카 유우쇼宮坂有勝 감수, 『공해전집空海コレクション』12(ちくま學藝文庫, 2004)에 의거하고 있습니다. 라마누자의 사상에 관해서는, 마츠모토 쇼케이松本照敬, 『라마누자의 연구ラ-マ-ヌジャの硏究』(春秋社, 1991)에서 상세하게 해명되어있습니다. 또한 마츠모토 쇼케이, 「베다르따상그라하의 연구ヴェ-ダ-ルタサングラハの硏究」(『인도고전연구インド古典硏究』Ⅷ, 2003)는 원전 텍스트와 그 전역입니다. 또한 핫토리 마사아키服部正明 옮김, 「최고신과 그 양태-라마누자 『베다의 요의』(초)最高神とその樣態- ラ-マ-ヌジャ『ヴェ-ダの要義』(抄)」(『세계의 명저』1 소수)는 같은 원전 발췌 번역입니다. 라마누자와 마드바의 종교사상에 관해서는 비슈누교의 관점에서 도쿠가와 무네오德永宗雄, 「비슈누교 파들ヴィシュヌ敎諸派」(『이와나미강좌 동양사상 제6권 인도사상 2』, 소수, 1988)이 논하고 있습니다.

구제론에 관한 힌두교 역사에 관해서는 이 책에서는 간단하게밖에 언급할 수 없었기 때문에, 라마크리슈나 G, 『힌두교-비슈누와 시바의 종교ヒンドゥ-教- ヴィシュヌとシヴァの宗教』(島岩 池田健太郎 옮김, せりか書房, 1984)를 그 전체성을 알기 위한 개설서로서 거론해두었습니다. 또한 적당한 입문서로서는 스가누마 아키라菅沼晃, 『힌두교-그 현상과 사상ヒンドゥ-教- その現象と思想』(評論社, 1976)이 있습니다.

8강

바르트리하리의 사상에 관해서는 그 전체를 연구한 것으로서 나카무라 하지메中村元, 『언어의 형이상학ことばの形而上學』(『초기 베단타 철학사 初期ヴェ-ダ-ンタ哲學史』제4권, 岩波書店, 초판 1956, 3쇄 1981)을 우선 들 수가 있습니다. 『바키야·파디야(문장단어론)ヴァ-キヤ·パディ-ヤ(文章單語論)』 전3권 가운데 제1권(시절詩節과 자주自註)과 제2권(시절詩節만)을 번역한 것으로서는 아카마쓰 아키히토赤松明彦 역주, 『고전 인도의 언어철학古典インドの言語哲學』(1, 東洋文庫 637, 平凡社, 초판 1998, 초판 제2쇄 2005), 아카마쓰 아키히토, 『고전 인도의 언어철학』(2, 東洋文庫 638, 1998)이 있습니다. 『바키야·파디야(문장단어론)ヴァ-キヤ·パディ-ヤ(文章單語論)』의 시절 번호 및 본문의 텍스트에 관해서는 라오Wihelm Rau의 교정 텍스트인 *Bhartṛhari's Vākyapadīya: Die Mūlakārikās nach den Handschriften herausgegeben und mit einem Pāda-Index versehen*(1977)에 따르고 있습니다. 또한 특히 같은 책 제3권 「실체장Dravyasamuddeśa」에 관해서는 캠브리지 대학의 찰스 리Charles Lee에 의해서 관리되고 있는 웹 사이트인 The Dravyasamuddeśa of Bhartṛhari, with the Prakīrṇaprakāśa commentary of Helārāja에 주어진 교정 텍스트 및 사본 정보, 나아가서는 각 시절에 붙어진 문헌 정보를 참고했습니다.

파탄잘리의 『대주해서Mahabhasya』에서 「아디샤」의 논의에 관해서는 다음의 논문을 참조했습니다. Madhav M. Deshpande, "Building

Blocks or Useful Fictions: Changing View of Morphology in Ancient Indian Thought"(India and Beyond, edited by Dick van der Mejj, 라이덴/암스테르담, 1997).

또한 이즈쓰 도시히코井筒俊彦, 『의식과 본질-정신적 동양을 모색하며意識と本質-精神的東洋を索めて』(岩波文庫, 1991)를 인용했습니다.

9강

바르트리하리에 관한 참고문헌에 관해서는 앞서 제시했습니다. 이즈쓰 도시히코井筒俊彦의 용어인 '부탁付託'에 관해서는 이즈쓰 도시히코井筒俊彦, 『초월의 언어-이슬람·유대철학에서 신과 인간超越のことば-イスラーム·ユダヤ哲學における神と人』(岩波書店, 1991)을 참조했습니다.

도원道元의 『정법안장正法眼藏』에 관해서는 미즈노 야오코水野彌惠子 교주校註, 『정법안장正法眼藏』(제1권, 岩波文庫, 1990)에 의거했습니다. 또한 미스다니 후미오增谷文雄 전역주全譯註, 『정법안장』(제2권, 講談社學術文庫, 2004)도 참고했습니다.

10강

『바이세시카·수트라ヴァイシェ-シカ·ス-トラ』에 관해서는 가네쿠라 엔죠金倉圓照, 『인도의 자연철학インドの自然哲學』 번역이 있습니다. 또한 미야모토 케이이치宮元啓一 역주, 카나다편/찬드라난다주, 『바이세시카·수트라-고대 인도의 분석주의 실재론철학ヴァイシェ-シカ ズ-トラ-古代インドの分析主義的實在論哲學』(臨川書店, 2009)도 있습니다. 가네쿠라 엔죠金倉圓照의 같은 책에는 프라사스타파다의 『padārtha dharma samgraha』의 번역도 수록되어있습니다. 또한 미야모토 케이이치宮元啓一, 『인도의 '다원론철학'インドの'多元論哲學'』(春秋社, 2008)도 번역연구입니다. 바이세시카 철학에 관해서 가장 중요한 연구서를 하나만 거론한다면 Wilhelm Halbfass, On Being and What There Is: Classical Vaiśeṣika and the History of Indian Ontology(Newyork, 1992)가 있습니다.

인도에서 신(이슈바라)의 관념의 역사적 변천과 신의 존재 논증에 관해서는 야코비의 고전적 명저가 있습니다. Hermann Jacobi, *Die Entwicklung der Gottesidee bei Indern und deren Beweise für das Dasein Gottes*(본/라이프치히, 1923). 이 책은 이전에 일본어로 번역되어있습니다. 헤르만 야코비, 『인도고대신관사印度古代神觀史』(山田龍城他 옮김, 대동출판사, 1940). 또한 최근에는 가노 쿄狩野恭, 「웃도타카라의 주재신론ウッデョ-タカラの主宰神論」(『고베여자대학교교육학과연구회(교육학제학연구논문집)』10 수록, 1996) 등 가노 쿄에 의한 일련의 정력적인 연구가 있습니다. 또한 해외에서는 첸바라티에 의한 이것 또한 망라적인 일련의 연구가 있습니다. George Chemparathy, *An Indian Rational Theology: Introduction to Udayana's Nyāyakusumāñjali*(빈, 1972). 또한 동서 "The Īśvara doctrine of Praśastapāda"(Vishveshvarand Indological Journal, 6소수, 1968).

마지막으로 인도 문화 전반에 관해서는 다음의 두 개의 책을 추천하고자 합니다. 하나는 인도에 관심을 가진 학생에 대해서는 원서와 함께 반드시 읽기를 권하는 책으로 일본어 번역 이름을 『바샴의 인도백과バシャムのインド百科』(日野紹運·金澤篤·水野善文·石上和敬 譯, 山喜房佛書林, 2004)이라고 말합니다. 원서는 A.L. Basham, *The Wonder That Was India: a survey of the culture of the Indian sub-continent before the coming of the Muslims*(초판 1954, 그 뒤 많은 판이 출판되었습니다). 또 하나는 『남아시아지식사전南アジアを知る事典』(平凡社, 1992)입니다.

또한 철학 용어에 관해서는 인도철학 용어도 포함하여 『이와나미철학·사상사전岩波哲學·思想辭典』(岩波書店, 1998)을 참조할 수 있습니다.

연표(이 책의 주된 등장인물과 관련 사항)

( )안의 약호는 학파명. B=불교, J=자이나교, M=미망사파, N=니야
야파, S=상키야파, Vai=바이세시키파, Ve=베단타파, Y=요가파. 숫자
는 관련한 이 책의 강의 번호.

*은 이 책에서 언급되지 않은 인물이나 사항. 인도인의 연대에 관해
서는 대부분 대강의 그 활동 시기를 나타낸다.

B.C. 600	야즈냐발키야(1) 웃다라카 · 아루니(1, 2, 3, 4, 5, 6, 7, 8, 9, 10)
	*탈레스
	『브리하드 · 아란야카 · 우파니샤드』(5) 『찬도기야 · 우파니샤드』 (1, 2, 3, 4, 5, 6)
500	*공자
	파르메니데스(2)
	파니니(문법학파; 8)
	엠페도클레스(1)소크라테스(2)
	마하비라(J; 2, 3) 고타마 붓다(B; 2, 3) 막칼리 · 고살라 (아지비카교; 2, 3) 아지타 · 케사캄바린(로카야타바; 2)
400	*플라톤(2)
	*아리스토텔레스
300	*맹자

	『슈베타슈바타라 · 우파니샤드』(3)
	*카티야야나(문법학파) 아쇼카왕의 시대
	상키야파의 성립 초기 불교 경전 성립 『사문과경沙門果經』(B; 2, 3)
200	
	『수야가당가』(J; 3)
	파탄잘리(문법학파; 3, 8) 『마하바라타』의 원형과 성립
	*쟈이미니(M)
100	바다라야나(Ve; 6)
	『바가바드 · 기타』의 원형이 성립
B.C.1	『브리하스파티 · 수트라』(로카야타파; 2)
A.D.1	
	『바이세시카 · 수트라』(Vai; 10)　　　*『미망사 · 수트라』(M)
100	『바가바드 · 기타』가 현재의 형태로 완성(4, 7)
	대승불교가 일어나다
	아슈바고샤馬鳴(B; 3) 아리야 · 슈라(B; 5) 카니시카왕 통치
	나가르주나(용수)(B; 2, 8)
200	『니야야 · 수트라正理經』(N; 3)
	*플로티노스
300	

	쟈야라시 (로카야타파; 2)
900	『고맛다사라』(J; 3)
	슈리 · 바이슈나바파의 성립(7) 바차스파티 · 미슈라(N; 10)
1000	
	우다야나(N, Vai; 10)
1100	
	라마누자(Ve; 6, 7, 8, 9)
1200	
	도원 『정법안장正法眼藏』(B; 9) 마드바(Ve; 6, 7, 8, 9)　*토마스 아퀴나스 무주 『사석집沙石集』(B; 5)
1300	헤라라쟈(문법학파; 8)
1400	

옮긴이 후기

  보편학문으로서의 철학은 시대의 고금古今과 지역의
동서東西를 막론하고 존재해왔다. 지역에 즉해서 말하면
중국을 중심으로 한 동양철학과 그리스를 근간으로 한
서양철학(유럽철학) 그리고 인도를 배경으로 한 인도철학
으로 나눌 수 있다. 그런데 사유를 통해 자기를 현현하는
언어에 즉해서 말하면 인도철학과 서양철학(유럽철학)은
같은 뿌리에서 나와 가지를 달리하는 사유체계라 할 수
있다. 왜냐하면 유럽의 언어 즉 독일어, 프랑스어, 영어,
라틴어, 희랍어 등과 인도의 언어 즉 힌디어나 드라비다
어 등은 고대 인도의 산스크리트를 모어로 하고 있기 때
문이다. 즉 같은 언어를 모어로 한다는 것은 같은 사유
구조를 공유한다. 요컨대 인도 문명은 동양에 가까운 것
이 아니라 서양에 가까운 것이다. 그래서 서양(유럽)과 인
도의 언어를 총칭하여 인도유럽어족이라 했던 것이다.
  인도유럽어족의 문법은 주어-술어의 구조를 취한다.
주어는 불변의 본체계를 지시하며 술어는 변화의 현상계

를 표현한다. 이것은 주어 중심의 언어체계라고 해도 과언이 아니다. 이러한 주어-술어의 언어 구조를 기반으로 형성된 사유 구조가 바로 실체-속성의 도식이다. 이 실체는 주어의 기술이며 속성은 술어의 표현이다. 따라서 철학으로 말하면 인도철학과 서양(유럽)철학은 동일한 사유 구조를, 종교로 말하면 인도의 힌두교와 불교, 서양(유럽)의 기독교는 같은 언어 구조를 공유한다.

주지하다시피 인도철학의 출발은 신들의 찬가집인 베다. 이것은 기원전 1200년경에 성립하여 기원전 600년 무렵까지 장구한 시간에 걸쳐 완성된 경전이다. 베다에는 리그베다Ṛgveda, 야주르베다Yajurveda, 사마베다Sāmaveda, 아타르바베다Atharvaveda 등의 네 종이 있으며, 또한 각 베다는 상히타Samhita, 브라흐마나Brāhmaṇa, 아란야카Āraṇyaka, 우파니샤드Upaniṣad의 4요소로 구성된다. 상히타는 주로 신들에 대한 찬가와 기도인 만트라를 집성한 것으로 본집本集이라 불린다. 브라흐마나는 제의의 방식과 의미 등을 토의하고 설명하는 산문으로 이루어진 것으로 제의서祭儀書라 불린다. 아란야카는 은둔자나 수행자의 수련 지침서로서 삼림서森林書라 불린다. 마지막 우파니샤드는 힌두교의 이론적 사상적 토대를 이루는 철학적 문헌들의 집성으로 오의서奧義書라 불린다. 전자의 둘 즉 상히타나 브라흐마나에는 자연신을 중심으로 하는 신화적 사고가 주류를 이루지만, 후자의 둘 즉 아란야카나 우파니샤드에는 인간을 중심으로 하는 인문적 사고가 중심이 된다. 이렇게 베다에는 신화적 사고에서 철학적 인문적 사고로의 이행이 발견된다.

베다의 신관이나 우파니샤드의 범아일여梵我一如 사상에 비판적 입장을 견지한 일련의 사유체계가 기원전 5세기에 등장하는데, 그 대표적인 것이 인도불교와 자이나교, 로카야타파(유물론) 등이다. 학계에서는 이들을 비정통적 사유체계 즉 외도 사문沙門계열이라 한다. 반면 베다적 사유와 세계관을 고수하려는 일련의 사유체계가 학파로 형성되는데, 그 대표적인 것이 상키야파와 요가파, 바이세시카파와 니야야파, 미망사파와 베단타 등이다. 이들은 정통적 사유체계 즉 내도 바라문婆羅門계열이라 한다. 아울러 베다의 보조학문의 하나로서 성립하여 학파로서 오랜 전통을 형성한 문법학파도 인도 정통학파에 속한다.

이 책『인도철학강의』는 인도 정통육파철학과 문법학파의 사유체계를 다루고 있다. 그런데 설명방식은 기존의 인도철학 개론서와는 달리 세 개의 키워드 즉 존재, 인식, 언어를 중심으로 설명한다. 즉 1강 '인도철학의 시작과 전개'를 필두로, 2강 '존재와 인식'은 육사외도六師外道라 불리는 사상가 여섯 명의 사상, 3강 '존재의 근원'은 세계의 성립에 관한 각종의 주장, 4강 '이원론의 전개'는 정통육파철학 가운데 상키야파의 정신원리인 푸루샤와 물질원리인 프라크리티에 의한 원리전변설, 5강 '인과론과 업론'은 세계를 움직이는 원리, 6강 '현상과 실재'는 베단타파의 학장 상카라의 불이일원설不二一元說, 7강 '생성과 존재'는 베단타파의 사상가 라마누자의 피한정자 불이일원설과 마드바의 이원론, 8강 '언어와 존재'는 문법학파의 대표적 사상가인 바르트리하리의 언어철학, 9강 '존재와 비존재'는 태초에 신이 존재하는 것이 아니라 신으로서의 언어가 존재한다는 것, 10강 '초월과 존재'는 정통육파철학 가운데 논리적 사변으로 뛰어난 바이세시카파와 니야야파의 적취설 등을 다루고 있다.

지은이 아카마쓰 아키히토赤松明彦에 대해서 잠깐 소개하고자 한다. 그는 인도철학 전공자다. 나는 「다르마키르티의 아포하론」이라는 논문에서 그를 처음 만났다. 아포하론이란 인도불교 언어철학의 핵심 이론이다. 이 논문은 인도불교 사상가인 디그나가의 아포하론, 인도 정통파에 속하는 사상가인 쿠마릴라의 아포하론 비판과 그에 대한 인도불교 사상가인 다르마키르티의 재비판을 논구한 것이다. 지은이는 인도불교 언어철학에서 문법학파의 거장인 바르트리하리의 언어철학으로 연구를 확대해간다. 그 연구 성과가 바르트리하리의 주저인『바키야파디야』를 완역한『고전 인도의 언어철학』1, 2이다. 그래서 이『인도철학강의』에서도 바르트리하리의 언어철학에 관한 내용을 상당 부분 기술하고 있다. 아카마쓰 아키히토는 종교론과 인식론 및 논리학을 근간으로 연구되던 인도철학의 영역을 언어철학에까지 확장했다. 세계철학사의 관점에서 보면 20세기 이전까지 철학 연구는 주로 인식론과 논리학이 위주였지만, 비트겐슈타인 등장 이후의 철학은 언어철학으로 전환되어가는 시점에서 인도불교 철학과 인도정통학파의 철학을 언어철학을 중심으로 새롭게 볼 수 있게 했다는 점에서 그의 연구는 의의가 있다.

　서양의 과정철학자 화이트헤드A.N. Whitehead는 '모든 명제는 느낌의 유혹'이라 했다.『인도철학강의』는 신비의 나라인 인도와 인도철학에 대해 관심 있는 이로 하여

금 새로운 유혹을 느끼게 할 것이다. 아울러 이 책은 '세계의 성립, 존재와 인식, 물질과 정신, 업과 인과, 그리고 언어 그 자체에 관한 깊은 사색의 궤적을 원전 독해에 근거하면서 고찰하는, 난해하다고 생각되는 인도철학을 재미뿐만 아니라 사고의 확장마저 가져다줄 자극적인 입문서'임에 틀림없다.

2021년 5월

권서용

이와나미岩波 시리즈

001 이와나미 신서의 역사

가노 마사나오 지음 | 기미정 옮김 | 11,800원

일본 지성의 요람, 이와나미 신서!
1938년 창간되어 오늘날까지 일본 최고의 지식 교양서 시리즈로 사랑
받고 있는 이와나미 신서. 이와나미 신서의 사상·학문적 성과의 발
자취를 더듬어본다.

002 논문 잘 쓰는 법

시미즈 이쿠타로 지음 | 김수희 옮김 | 8,900원

이와나미서점의 시대의 명저!
저자의 오랜 집필 경험을 바탕으로 글의 시작과 전개, 마무리까지,
각 단계에서 염두에 두어야 할 필수사항에 대해 효과적이고 실천적
인 조언이 담겨 있다.

003 자유와 규율 -영국의 사립학교 생활-

이케다 기요시 지음 | 김수희 옮김 | 8,900원

자유와 규율의 진정한 의미를 고찰!
학생 시절을 퍼블릭 스쿨에서 보낸 저자가 자신의 체험을 바탕으로,
엄격한 규율 속에서 자유의 정신을 훌륭하게 배양하는 영국의 교육
에 대해 말한다.

004 외국어 잘 하는 법

지노 에이이치 지음 | 김수희 옮김 | 8,900원

외국어 습득을 위한 확실한 길을 제시!!
사전·학습서를 고르는 법, 발음·어휘·회화를 익히는 법, 문법의 재
미 등 학습을 위한 요령을 저자의 체험과 외국어 달인들의 지혜를
바탕으로 이야기한다.

005 일본병 -장기 쇠퇴의 다이내믹스-

가네코 마사루, 고다마 다쓰히코 지음 | 김준 옮김 | 8,900원

일본의 사회·문화·정치적 쇠퇴, 일본병!
장기 불황, 실업자 증가, 연금제도 파탄, 저출산·고령화의 진행, 격차와 빈곤의 가속화 등의 「일본병」에 대해 낱낱이 파헤친다.

006 강상중과 함께 읽는 나쓰메 소세키

강상중 지음 | 김수희 옮김 | 8,900원

나쓰메 소세키의 작품 세계를 통찰!
오랫동안 나쓰메 소세키 작품을 음미해온 강상중의 탁월한 해석을 통해 나쓰메 소세키의 대표작들 면면에 담긴 깊은 속뜻을 알기 쉽게 전해준다.

007 잉카의 세계를 알다

기무라 히데오, 다카노 준 지음 | 남지연 옮김 | 8,900원

위대한 「잉카 제국」의 흔적을 좇다!
잉카 문명의 탄생과 찬란했던 전성기의 역사, 그리고 신비에 싸여 있는 유적 등 잉카의 매력을 풍부한 사진과 함께 소개한다.

008 수학 공부법

도야마 히라쿠 지음 | 박미정 옮김 | 8,900원

수학의 개념을 바로잡는 참신한 교육법!
수학의 토대라 할 수 있는 양·수·집합과 논리·공간 및 도형·변수와 함수에 대해 그 근본 원리를 깨우칠 수 있도록 새로운 관점에서 접근해본다.

009 우주론 입문 -탄생에서 미래로-

사토 가쓰히코 지음 | 김효진 옮김 | 8,900원

물리학과 천체 관측의 파란만장한 역사!
일본 우주론의 일인자가 치열한 우주 이론과 관측의 최전선을 전망하고 우주와 인류의 먼 미래를 고찰하며 인류의 기원과 미래상을 살펴본다.

010 우경화하는 일본 정치

나카노 고이치 지음 | 김수희 옮김 | 8,900원

일본 정치의 현주소를 읽는다!
일본 정치의 우경화가 어떻게 전개되어왔으며, 우경화를 통해 달성하려는 목적은 무엇인가. 일본 우경화의 전모를 낱낱이 밝힌다.

011 악이란 무엇인가

나카지마 요시미치 지음 | 박미정 옮김 | 8,900원

악에 대한 새로운 깨달음!
인간의 근본악을 추구하는 칸트 윤리학을 철저하게 파고든다. 선한
행위 속에 어떻게 악이 녹아들어 있는지 냉철한 철학적 고찰을 해본
다.

012 포스트 자본주의 -과학 · 인간 · 사회의 미래-

히로이 요시노리 지음 | 박제이 옮김 | 8,900원

포스트 자본주의의 미래상을 고찰!
오늘날 「성숙 · 정체화」라는 새로운 사회상이 부각되고 있다. 자본주
의 · 사회주의 · 생태학이 교차하는 미래 사회상을 선명하게 그려본
다.

013 인간 시황제

쓰루마 가즈유키 지음 | 김경호 옮김 | 8,900원

새롭게 밝혀지는 시황제의 50년 생애!
시황제의 출생과 꿈, 통일 과정, 제국의 종언에 이르기까지 그 일생
을 생생하게 살펴본다. 기존의 폭군상이 아닌 한 인간으로서의 시황
제를 조명해본다.

014 콤플렉스

가와이 하야오 지음 | 위정훈 옮김 | 8,900원

콤플렉스를 마주하는 방법!
「콤플렉스」는 오늘날 탐험의 가능성으로 가득 찬 미답의 영역, 우리
들의 내계, 무의식의 또 다른 이름이다. 융의 심리학을 토대로 인간
의 심층을 파헤친다.

015 배움이란 무엇인가

이마이 무쓰미 지음 | 김수희 옮김 | 8,900원

'좋은 배움'을 위한 새로운 지식관!
마음과 뇌 안에서의 지식의 존재 양식 및 습득 방식, 기억이나 사고
의 방식에 대한 인지과학의 성과를 바탕으로 배움의 구조를 알아본
다.

016 프랑스 혁명 -역사의 변혁을 이룬 극약-

지즈카 다다미 지음 | 남지연 옮김 | 8,900원

프랑스 혁명의 빛과 어둠!
프랑스 혁명은 왜 그토록 막대한 희생을 필요로 하였을까. 시대를
살아가던 사람들의 고뇌와 처절한 발자취를 더듬어가며 그 역사적
의미를 고찰한다.

017 철학을 사용하는 법

와시다 기요카즈 지음 | 김진희 옮김 | 8,900원

철학적 사유의 새로운 지평!

숨 막히는 상황의 연속인 오늘날, 우리는 철학을 인생에 어떻게 '사용'하면 좋을까? '지성의 폐활량'을 기르기 위한 실천적 방법을 제시한다.

018 르포 트럼프 왕국 -어째서 트럼프인가-

가나리 류이치 지음 | 김진희 옮김 | 8,900원

또 하나의 미국을 가다!

뉴욕 등 대도시에서는 알 수 없는 트럼프 인기의 원인을 파헤친다. 애팔래치아산맥 너머, 트럼프를 지지하는 사람들의 목소리를 가감 없이 수록했다.

019 사이토 다카시의 교육력 -어떻게 가르칠 것인가-

사이토 다카시 지음 | 남지연 옮김 | 8,900원

창조적 교육의 원리와 요령!

배움의 장을 향상심 넘치는 분위기로 이끌기 위해 필요한 것은 가르치는 사람의 교육력이다. 그 교육력 단련을 위한 방법을 제시한다.

020 원전 프로파간다 -안전신화의 불편한 진실-

혼마 류 지음 | 박제이 옮김 | 8,900원

원전 확대를 위한 프로파간다!

언론과 광고대행사 등이 전개해온 원전 프로파간다의 구조와 역사를 파헤치며 높은 경각심을 일깨운다. 원전에 대해서, 어디까지 진실인가.

021 허블 -우주의 심연을 관측하다-

이에 마사노리 지음 | 김효진 옮김 | 8,900원

허블의 파란만장한 일대기!

아인슈타인을 비롯한 동시대 과학자들과 이루어낸 허블의 영광과 좌절의 생애를 조명한다! 허블의 연구 성과와 인간적인 면모를 살펴볼 수 있다.

022 한자 -기원과 그 배경-

시라카와 시즈카 지음 | 심경호 옮김 | 9,800원

한자의 기원과 발달 과정!

중국 고대인의 생활이나 문화, 신화 및 문자학적 성과를 바탕으로, 한자의 성장과 그 의미를 생생하게 들여다본다.

023 지적 생산의 기술

우메사오 다다오 지음 | 김욱 옮김 | 8,900원

지적 생산을 위한 기술을 체계화!
지적인 정보 생산을 위해 저자가 연구자로서 스스로 고안하고 동료들과 교류하며 터득한 여러 연구 비법의 정수를 체계적으로 소개한다.

024 조세 피난처 -달아나는 세금-

시가 사쿠라 지음 | 김효진 옮김 | 8,900원

조세 피난처를 둘러싼 어둠의 내막!
시민의 눈이 닿지 않는 장소에서 세 부담의 공평성을 해치는 온갖 악행이 벌어진다. 그 조세 피난처의 실태를 철저하게 고발한다.

025 고사성어를 알면 중국사가 보인다

이나미 리쓰코 지음 | 이동철, 박은희 옮김 | 9,800원

고사성어에 담긴 장대한 중국사!
다양한 고사성어를 소개하며 그 탄생 배경인 중국사의 흐름을 더듬어본다. 중국사의 명장면 속에서 피어난 고사성어들이 깊은 울림을 전해준다.

026 수면장애와 우울증

시미즈 데쓰오 지음 | 김수희 옮김 | 8,900원

우울증의 신호인 수면장애!
우울증의 조짐이나 증상을 수면장애와 관련지어 밝혀낸다. 우울증을 예방하기 위한 수면 개선이나 숙면법 등을 상세히 소개한다.

027 아이의 사회력

가도와키 아쓰시 지음 | 김수희 옮김 | 8,900원

아이들의 행복한 성장을 위한 교육법!
아이들 사이에서 타인에 대한 관심이 사라져가고 있다. 이에 「사람과 사람이 이어지고, 사회를 만들어나가는 힘」으로 「사회력」을 제시한다.

028 쑨원 -근대화의 기로-

후카마치 히데오 지음 | 박제이 옮김 | 9,800원
독재 지향의 민주주의자 쑨원!
쑨원, 그 남자가 꿈꾸었던 것은 민주인가, 독재인가? 신해혁명으로 중화민국을 탄생시킨 희대의 트릭스터 쑨원의 못다 이룬 꿈을 알아본다.

029 중국사가 낳은 천재들

이나미 리쓰코 지음 | 이동철, 박은희 옮김 | 8,900원

중국 역사를 빛낸 56인의 천재들!

중국사를 빛낸 걸출한 재능과 독특한 캐릭터의 인물들을 연대순으로 살펴본다. 그들은 어떻게 중국사를 움직였는가?!

030 마르틴 루터 -성서에 생애를 바친 개혁자-

도쿠겐 요시카즈 지음 | 김진희 옮김 | 8,900원

성서의 '말'이 가리키는 진리를 추구하다!

성서의 '말'을 민중이 가슴으로 이해할 수 있도록 평생을 설파하며 종교개혁을 주도한 루터의 감동적인 여정이 펼쳐진다.

031 고민의 정체

가야마 리카 지음 | 김수희 옮김 | 8,900원

현대인의 고민을 깊게 들여다본다!

우리 인생에 밀접하게 연관된 다양한 요즘 고민들의 실례를 들며, 그 심층을 살펴본다. 고민을 고민으로 만들지 않을 방법에 대한 힌트를 얻을 수 있을 것이다.

032 나쓰메 소세키 평전

도가와 신스케 지음 | 김수희 옮김 | 9,800원

일본의 대문호 나쓰메 소세키!

나쓰메 소세키의 작품들이 오늘날에도 여전히 사람들의 마음을 매료시키는 이유는 무엇인가? 이 평전을 통해 나쓰메 소세키의 일생을 깊이 이해하게 되면서 그 답을 찾을 수 있을 것이다.

033 이슬람문화

이즈쓰 도시히코 지음 | 조영렬 옮김 | 8,900원

이슬람학의 세계적 권위가 들려주는 이야기!

거대한 이슬람 세계 구조를 지탱하는 종교·문화적 밑바탕을 파고들며, 이슬람 세계의 현실이 어떻게 움직이는지 이해한다.

034 아인슈타인의 생각

사토 후미타카 지음 | 김효진 옮김 | 8,900원

물리학계에 엄청난 파장을 몰고 왔던 인물!

아인슈타인의 일생과 생각을 따라가보며 그가 개척한 우주의 새로운 지식에 대해 살펴본다.

035 음악의 기초

아쿠타가와 야스시 지음 | 김수희 옮김 | 9,800원

음악을 더욱 깊게 즐길 수 있다!
작곡가인 저자가 풍부한 경험을 바탕으로 음악의 기초에 대해 설명
하는 특별한 음악 입문서이다.

036 우주와 별 이야기

하타나카 다케오 지음 | 김세원 옮김 | 9,800원

거대한 우주의 신비와 아름다움!
수많은 별들을 빛의 밝기, 거리, 구조 등을 다양한 시점에서 해석하
고 분류해 거대한 우주 진화의 비밀을 파헤쳐본다.

037 과학의 방법

나카야 우키치로 지음 | 김수희 옮김 | 9,800원

과학의 본질을 꿰뚫어본 과학론의 명저!
자연의 심오함과 과학의 한계를 명확히 짚어보며 과학이 오늘날의
모습으로 성장해온 궤도를 사유해본다.

038 교토

하야시야 다쓰사부로 지음 | 김효진 옮김 | 10,800원

일본 역사학자의 진짜 교토 이야기!
천년 고도 교토의 발전사를 그 태동부터 지역을 중심으로 되돌아보
며, 교토의 역사와 전통, 의의를 알아본다.

039 다윈의 생애

아스기 류이치 지음 | 박제이 옮김 | 9,800원

다윈의 진솔한 모습을 담은 평전!
진화론을 향한 청년 다윈의 삶의 여정을 그려내며, 위대한 과학자가
걸어온 인간적인 발전을 보여준다.

040 일본 과학기술 총력전

야마모토 요시타카 지음 | 서의동 옮김 | 10,800원

구로후네에서 후쿠시마 원전까지!
메이지 시대 이후 「과학기술 총력전 체제」가 이끌어온 근대 일본
150년. 그 역사의 명암을 되돌아본다.

041 밥 딜런

유아사 마나부 지음 | 김수회 옮김 | 11,000원

시대를 노래했던 밥 딜런의 인생 이야기!
수많은 명곡으로 사람들을 매료시키면서도 항상 사람들의 이해를
초월해버린 밥 딜런. 그 인생의 발자취와 작품들의 궤적을 하나하나
짚어본다.

042 감자로 보는 세계사

야마모토 노리오 지음 | 김효진 옮김 | 9,800원

인류 역사와 문명에 기여해온 감자!
감자가 걸어온 역사를 돌아보며, 미래에 감자가 어떤 역할을 할 수
있는지, 그 가능성도 아울러 살펴본다.

043 중국 5대 소설 삼국지연의 · 서유기 편

이나미 리쓰코 지음 | 장원철 옮김 | 10,800원

중국 고전소설의 매력을 재발견하다!
중국 5대 소설로 꼽히는 고전 명작 『삼국지연의』와 『서유기』를 중국
문학의 전문가가 흥미롭게 안내한다.

044 99세 하루 한마디

무노 다케지 지음 | 김진희 옮김 | 10,800원

99세 저널리스트의 인생 통찰!
저자는 인생의 진리와 역사적 증언들을 짧은 문장들로 가슴 깊이 우
리에게 전한다.

045 불교입문

사이구사 미쓰요시 지음 | 이동철 옮김 | 11,800원

불교 사상의 전개와 그 진정한 의미!
붓다의 포교 활동과 사상의 변천을 서양 사상과의 비교로 알아보고,
나아가 불교 전개 양상을 그려본다.

046 중국 5대 소설 수호전 · 금병매 · 홍루몽 편

이나미 리쓰코 지음 | 장원철 옮김 | 11,800원

중국 5대 소설의 방대한 세계를 안내하다!
「수호전」, 「금병매」, 「홍루몽」 이 세 작품이 지니는 상호 불가분의 인
과관계에 주목하면서, 서사란 무엇인지에 대해서도 고찰해본다.

047 로마 산책

가와시마 히데아키 지음 | 김효진 옮김 | 11,800원

'영원의 도시' 로마의 역사와 문화!
일본 이탈리아 문학 연구의 일인자가 로마의 거리마다 담긴 흥미롭고 오랜 이야기를 들려준다. 로마만의 색다른 낭만과 묘미를 좇는 특별한 로마 인문 여행.

048 카레로 보는 인도 문화

가라시마 노보루 지음 | 김진희 옮김 | 13,800원

인도 요리를 테마로 풀어내는 인도 문화론!
인도 역사 연구의 일인자가 카레라이스의 기원을 찾으며, 각지의 특색 넘치는 요리를 맛보고, 역사와 문화 이야기를 들려준다. 인도 각 고장의 버라이어티한 아름다운 요리 사진도 다수 수록하였다.

049 애덤 스미스

다카시마 젠야 지음 | 김동환 옮김 | 11,800원

우리가 몰랐던 애덤 스미스의 진짜 얼굴
애덤 스미스의 전모를 살펴보며 그가 추구한 사상의 본뜻을 이해하고, 근대화를 향한 투쟁의 여정을 들여다본다

050 프리덤, 어떻게 자유로 번역되었는가

야나부 아키라 지음 | 김옥희 옮김 | 12,800원

근대 서양 개념어의 번역사
「사회」, 「개인」, 「근대」, 「미」, 「연애」, 「존재」, 「자연」, 「권리」, 「자유」, 「그, 그녀」 등 10가지의 번역어들에 대해 실증적인 자료를 토대로 성립 과정을 날카롭게 추적한다.

051 농경은 어떻게 시작되었는가

나카오 사스케 지음 | 김효진 옮김 | 12,800원

농경은 인류 문화의 근원!
벼를 비롯해 보리, 감자, 잡곡, 콩, 차 등 인간의 생활과 떼려야 뗄 수 없는 재배 식물의 기원을 공개한다.

052 말과 국가

다나카 가쓰히코 지음 | 김수희 옮김 | 12,800원

언어 형성 과정을 고찰하다!
국가의 사회와 정치가 언어 형성 과정에 어떠한 영향을 미치는지, 그 복잡한 양상을 날카롭고 알기 쉽게 설명한다.

053 헤이세이(平成) 일본의 잃어버린 30년

요시미 슌야 지음 | 서의동 옮김 | 13,800원

일본 최신 사정 설명서!
경제 거품 붕괴, 후쿠시마 원전사고, 가전왕국의 쇠락 등 헤이세이의
좌절을 한 권의 책 속에 건축한 '헤이세이 실패 박물관'.

054 미야모토 무사시 -병법의 구도자-

우오즈미 다카시 지음 | 김수희 옮김 | 13,800원

미야모토 무사시의 실상!
무사시의 삶의 궤적을 더듬어보는 동시에, 지극히 합리적이면서도
구체적으로 기술된 그의 사상을 『오륜서』를 중심으로 정독해본다.

055 만요슈 선집

사이토 모키치 지음 | 김수희 옮김 | 14,800원

시대를 넘어 사랑받는 만요슈 걸작선!
『만요슈』 작품 중 빼어난 걸작들을 엄선하여, 간결하면서도 세심한
해설을 덧붙여 한 권의 책으로 엮어낸『만요슈』에센스집.

056 주자학과 양명학

시마다 겐지 지음 | 김석근 옮김 | 13,800원

같으면서도 달랐던 두 가지 시선!
중국의 신유학은 인간을 어떻게 이해하려 했는가? 동아시아 사상사
에서 빼놓을 수 없는 주자학과 양명학의 역사적 역할을 분명히 밝혀
본다.

057 메이지 유신

다나카 아키라 지음 | 김정희 옮김 | 12,800원

일본의 개항부터 근대적 개혁까지!
메이지 유신 당시의 역사적 사건들을 깊이 파고들며 메이지 유신이
가지는 명과 암의 성격을 다양한 사료를 통해서 분석한다.

058 쉽게 따라하는 행동경제학

오타케 후미오 지음 | 김동환 옮김 | 12,800원

행동경제학을 제대로 사용하는 방법!
보다 좋은 의사결정과 행동을 이끌어내는 지혜와 궁리가 바로 넛지
(nudge)이며, 이러한 넛지를 설계하고 응용하는 방법을 소개한다.

059 독소전쟁 -모든 것을 파멸시킨 2차 세계대전 최대의 전투-

오키 다케시 지음 | 박삼헌 옮김 | 13,800원

인류역사상 최악의 전쟁인 독소전쟁!
2차 세계대전 승리의 향방을 결정지은 독소전쟁을 정치, 외교, 경제,
리더의 세계관 등 다양한 측면에서 살펴본다.

060 문학이란 무엇인가

구와바라 다케오 지음 | 김수희 옮김 | 12,800원

뛰어난 문학작품은 우리를 변혁시킨다!
날카로운 통찰력으로 바람직한 문학의 모습과 향유 방법에 관한 문
학 독자들이 던지는 질문에 명쾌한 해답을 제시한다.

061 우키요에

오쿠보 준이치 지음 | 이연식 옮김 | 15,800원

전 세계 화가들을 단숨에 매료시킨 우키요에!
우키요에의 역사, 기법, 제작 방식부터 대표 작품, 화가에 이르기까
지 우키요에의 모든 것을 다양한 도판 70여 장과 함께 살펴본다.

062 한무제

요시카와 고지로 지음 | 장원철 옮김 | 13,800원

중국 역사상 가장 찬란했던 시대!
적극적 성격의 영명한 전제군주였던 무제. 그가 살았던 시대를 생동
감 있는 표현과 핍진한 묘사로 현재에 되살려낸다.

063 동시대 일본 소설을 만나러 가다

사이토 미나코 지음 | 김진희 옮김 | 14,800원

생생한 일본 문학의 흐름을 총망라!
급변하는 현대 일본 사회를 관통하는 다양한 시대 정신이 어떻게 문
학 작품에 나타났는지 시대별로 살핌으로써 이 책은 동시대 문학의
존재 의미란 무엇인지 선명하게 보여준다.

IWANAMI 064

인도철학강의
―열 개의 강의로 인도철학 쉽게 이해하기―

초판 1쇄 인쇄 2021년 6월 10일
초판 1쇄 발행 2021년 6월 15일

저자 : 아카마쓰 아키히코
번역 : 권서용

펴낸이 : 이동섭
편집 : 이민규
책임편집 : 조세진
디자인 : 조세연
표지 디자인 : 공중정원
영업·마케팅 : 송정환, 조정훈
e-BOOK : 홍인표, 유재학, 최정수, 서찬웅, 이건우, 심민섭
관리 : 이윤미

㈜에이케이커뮤니케이션즈
등록 1996년 7월 9일(제302-1996-00026호)
주소 : 04002 서울 마포구 동교로 17안길 28, 2층
TEL : 02-702-7963~5   FAX : 02-702-7988
http://www.amusementkorea.co.kr

ISBN 979-11-274-4515-7 04150
ISBN 979-11-7024-600-8 04080 (세트)

INDO TETSUGAKU 10KO
by Akihiko Akamatsu
Copyright © 2018 by Akihiko Akamatsu
Originally published in 2018 by Iwanami Shoten, Publishers, Tokyo.
This Korean print edition published 2021
by AK Communications, Inc., Seoul
by arrangement with Iwanami Shoten, Publishers, Tokyo